漢方で免疫力をつける

ウイルス対策からウエルエイジングまで

仙頭正四郎

農文協

はじめに

2020年、薬や治療法がないことで世界中を恐怖に陥れた新型コロナウイルス感染症は、人を脅かすウイルスの力をあらためて私たちにみせつけました。特に、治療法がない以上、避難策をとらざるを得ないことで、ウイルスそのものではなく、人の取決めが社会を崩壊させていく姿を目の当たりにしながら、なす術もなく外出自粛を強いられる屈辱に、何とかならないものかと、胸の内で歯がゆさがふくらんできます。

「うつす」「治す」というキーワードに目をふさがれてしまうと、なす術もなく立ち尽くす姿しかみえてこないのですが、目を転じて、ウイルスが取り巻く世界におかれた原始的な生きものとしてのひと一人が、ウイルスとどう立ち向かうのかを考えてみると、感染流行を防ぐための制度は政治に、薬は医療にまかせるとして、私たち一人ひとりができることがみえてくるのではないかと思うのです。

生きものは、おかれた環境と向き合って、その中で生き残る術を、自分の身体が獲得して命をつないでいます。そこに目を向け、生きものとしてもともと持っている外敵からわが身を守る力を育てる工夫を、日々の生活の中でこつこつと積み重ねて、命を守る免疫力を高める、それが、私たち一人ひとりができるウイルス対策なのです。

自然環境が身体に及ぼす影響、身体が持つ自然治癒力、外敵と向き合う免疫力。そうした自然の中にいる生きものとしての姿をみて、自然の中の素材を治療に利用してきた東洋医学の考え方が、ウイルスと立ち向かう人間自身の力を育てることに役立つはずです。本書は、長年の漢方診療を通して、また多くの学術講演、健康講座の中で培った考えを集約し、その取組みを提案します。

この取組みは、感染症に強くなるだけでなく、身体に潜むいろいろな病気から、将来あらわれる病気のもとになる「未病」までをも解決し、さらに、若々しく元気な時間を紡いで歳を重ねる「ウエルエイジング」を手に入れることにも役立つことが期待できます。

本書は、ウイルス対策の単なるハウツー本ではなく、具体的方策を入口にして、東洋医学の世界観もご紹介します。一人ひとりの取組みが、自分自身を守り、社会を救うことにつながる、そんな喜びを手に入れるべく、本書を手がけました。

本書の発行に多大のご尽力を下さった農山漁村文化協会の松田重明さんにこの場をおかりして深く感謝の意を申し上げます。

２０２０年６月

仙頭　正四郎

目次

第2章　ウイルス対策の基本中の基本――睡眠

第3章　ウイルスと直接向き合う

第9章　漢方薬での予防と治療

第10章　ウイルスに克つ、そしてウエルエイジング

第1章 ウイルス感染症と東洋医学の考え方

1 新型ウイルスが怖くなる防空壕の生活

「戦争」ともたとえられる新型コロナウイルス感染症との闘い。外出せず、人との接触を避け、防護服を着てフェイスガード、ゴーグル、マスクで身を固め、手洗いを徹底する姿勢は、感染症対策として、ウイルスと物理的に接することを避けるためには有効と考えられます。しかし、この作戦は、ウイルスと「闘っている」ようでいて、ウイルスからいかに「逃げる」かを考えているにすぎません。消毒も、確かにウイルスをやっつけてはいるのですが、身近にいるウイルスを消すだけのことで、やはりウイルスと接することを避ける手段にとどまっています。

感染拡大を避ける集団的対策としては、こうしたウイルスを避ける作戦が優先されるのは当然のことですし、有益な手段であるのは間違いないことです。しかし、一方で社会生活や個人生活に大きな犠牲を強いることになりますし、何よりも、あくまでウイルスからの避難策にすぎないのです。防空壕に逃げ込んで、外界のウイルスが死に絶えるまで息を潜めて待っている闘い方だということになります。この作戦を完璧にこなすには、完璧なバリアに囲まれた無菌室の中で一生を過ごす生活しかありません。それが現実に不可能なのは誰にでもわかるので、感染に強い恐怖を覚えるのでしょう。

2 ウイルス感染症には根本的治療法はない

だからこそ、新型コロナウイルスに対抗する薬の一日も早い登場が望まれます。とは言え、ウイルス感染症の薬は、身体に入り込んだウイルスの力を弱めることで、ウイルスが身体と闘うことを有利にする応援をしてはくれますが、ウイルスの存在そのものを消し去る力はないのが現状です。そこが、細菌に対する抗生物質のしくみと違うところです。

インフルエンザや新型コロナの原因となるウイルスは、細菌や害虫と違って自分で生命活動ができる存在ではありません。ウイルスが侵入した細胞の持つ力や道具を操って、ウイルスを宿主の攻撃から守るタンパクをつくらせたり、ウイルス自身を複製させて数を増やし、その細胞からウイルスを放出させて次の細胞に侵入させたりして、宿主の身体中にその猛威を振るいます（図1）。

ウイルス自身の力では増殖できない特徴が、逆にウイルスとの闘いを難しくしています。抗生剤が細菌の生命活動を絶つのと違って、抗ウイルス薬は細胞に侵入したあとの細胞内

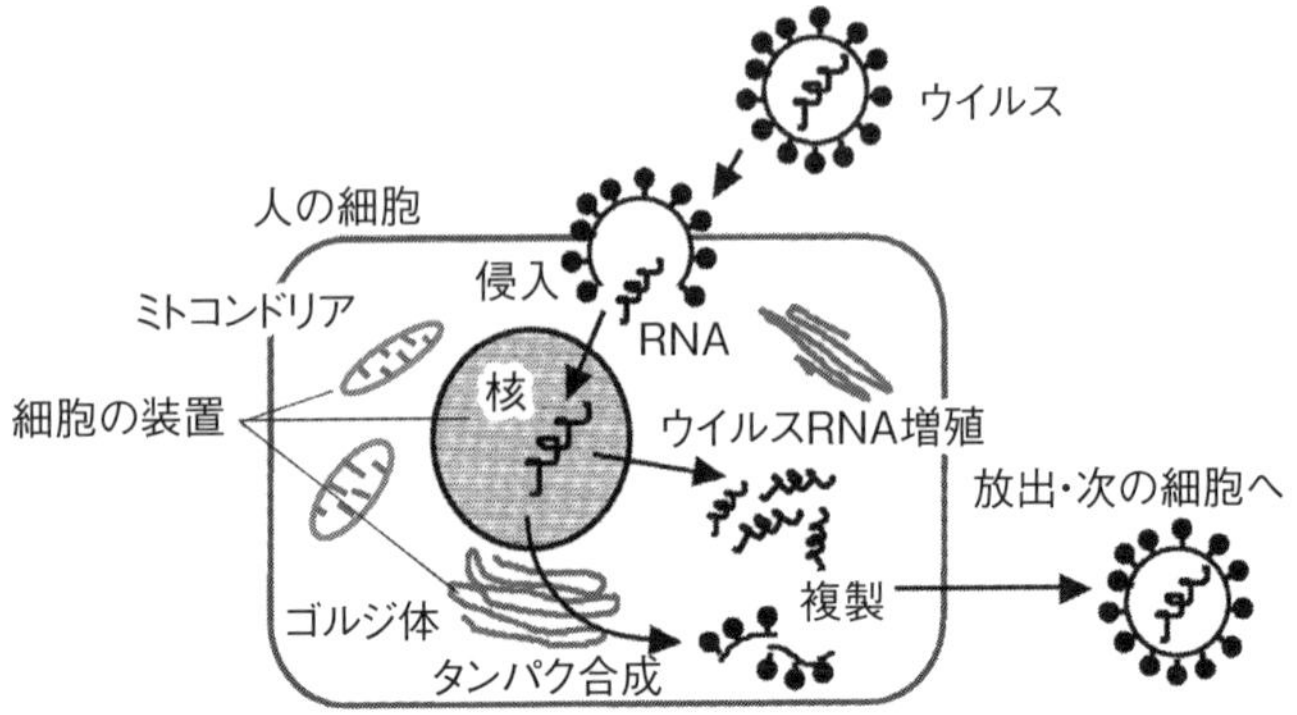

図1　ウイルス感染のしくみ

でのウイルスの増殖や、侵入した細胞からのウイルスの放出を防御することでウイルスの弊害を弱めるもので、ウイルスそのものをやっつけることは、今のところできないからです。そのため、感染してから早い時期に薬を使わないと効果が期待できないとされています。

ワクチンは、ウイルスの死骸や感染力をなくしたウイルスを身体に強制的に入れることで、ウイルスとの闘いを一度、予行演習して、身体の対抗力を引き出そうとするもので、ワクチンが直接ウイルスをやっつけるのではありません。ワクチンに身体の免疫力が反応することで、本物のウイルスとの闘いに備えさせようとする手段です。ですから、ワクチンが身体の免疫力そのものを強めてくれるわけでもありません。

さらに、薬やワクチンが開発されても、ウイルスもそれに対抗するかのように変異し、新型コロナウイルスのように進化してまた人類を襲ってきます。

待ち望まれている新型コロナウイルス感染症に対する薬や治療法が登場したとしても、ウイルスとの闘いを最後に勝ち取るのは、身体の力そのものなのです。ウイルスと向き合って命を守っているのは、薬ではなく、身体自身なのです。

筆者がまだ医学生だった１９８０年頃は、医学が抗生物質の開発によって華やかな勝利を手に入れた細菌感染症とは大きく違って、医学としてウイルスに手出しできる手段はまったくないという認識でした。ウイルスとの闘いで生じる高熱によって脳や身体の組織が損傷しないように、40度を超える発熱をみたときに解熱剤を出したり、発汗による脱水やウイルスとの闘いで消耗したものを補うために補液点滴をしたりしながら、生命存続が危うい状態になれば機器を使った救命の手助けをするという処置法でした。医者も患者と寄り添って、身体とウイルスの闘いを見守るしかなかったのです。

今回、新型コロナウイルス陽性者が発症して入院した際も、熱には解熱剤、咳には鎮咳剤、痰が多ければ去痰剤を与え、呼吸機能が落ちてくると酸素補給をし、さらに悪化するとＩＣＵ（集中治療室）で人工呼吸器をつけ、いよいよ悪化するとＥＣＭＯ（人工肺）で血液中の二酸化炭素を酸素に入れ替えて肺の代わりに呼吸を助けるといったことが行なわれているだけです。「治療」と言ってもウイルスそのものを攻撃するのではなく、悪化した身体のはたらきを助けて、自然に治るのを待っているのが現状です。「自然に治る」とは言っても、ほんとうに「勝手に」治るのではなく、身体が自分の力で病気と向き合うことで治しているのです。

今日では、インフルエンザをはじめとするウイルス感染症の治療法がいろいろ開発されていますが、治療はウイルスを直接やっつけるものではなく、最後は身体の力がウイルスと向き合って解決するという構図は、今も昔も変わりません。治療法がないことで世界中を震え上がらせている新型コロナウイルス感染症ですが、感染力や致死率によってその威力の違いはあるにしろ、薬やワクチンがある既知のウイルス感染症も、それがない新型感染症も、根本的な治療法がないことにおいてはさほど変わらないのです。毎年ワクチンを受ける人でも、インフルエンザにかかる人はかかります。薬があっても、毎年インフルエンザを発症して死亡する人は相当数います。治療法が開発されたからといって、命を守る闘いからみれば、それだけでは安心できないのは、既知のウイルスも新型のウイルスも同じなのです。

3 ウイルスから逃げるしかないのか

私たちにウイルスと闘う道具がないのであれば避難するしかない、と考えるのも当然かもしれませんが、ほんとうにそうでしょうか。また、集団という視点とは別に、自分個人としてのウイルスとの向き合い方を考えてみると、果たして避難することが唯一の手段でしょうか。

確かに「感染」するという意味においては、消毒や防御によって避難しないかぎり、容易にウイルスに触れてしまいます。ウイルスやウイルス感染者に接触したら、感染する。あたかも、鬼に触れられたらその途端に鬼になる「鬼ごっこ」のルールのようです。

避難策に懸命になっているときは、誰もがこうした気分になり、「鬼に触られる」のを必死で避けようとするのは当然です。「かかった時点で負け」という感染症対策で、しかも、闘う武器がないとなれば、闘いという名のもと、逃げ惑うしか手立てがありません。その一方で、逃げているだけではおよそ勝ち目がないことは、誰の目にも明らかです。しかも、感染して身体が朽ちてばたばたと人が倒れていく前に、人が定めた取決めで社会が崩れ落ちそうです。ほんとうにこんな「触ればアウト」のしくみで感染症が成り立っているのでしょうか？

4 身体の事情が発症を左右する

ここで、「病気になる」ということ、ウイルス感染症に「かかる」ということの意味を、もう一度立ち止まって考え直してみましょう。明らかにウイルスが病気の原因です。ウイルスが身体にとりつくので病気になるのは確かです。だからウイルスから避難するし、消毒や薬でウイルスを消滅させようとするのは当然の作戦です。

しかしよく考えてみれば、花粉症の原因が、スギやヒノキの花粉であるにしても、激しい花粉症状に毎年悩まされる人と、花粉にさらされてもまったく症状がない、つまり花粉症に「かからない」人がいるのはなぜでしょう？　これに対しては、花粉に対するアレルギーがある人とない人との違いだと簡単に説明されるかもしれません。アレルギーになるかならないかのメカニズムについてはまたの機会にお話するとして、花粉症の事実が物語っていることは、花粉という同じ原因にさらされても、それぞれの身体の事情によって、発症するしない、つまり、かかるかからないが変わるという事実です。

感染症でも同じことが言えます。結核やコレラ菌、ペスト菌、スペインかぜなど、過去において多くの死亡者を出したパンデミックでも、原因菌に触れても生き残った人たちがいます。治療を受けられた人たちだけが生き延びたのではなく、薬や治療法がない中でも、罹患したすべての人が発症し、死んでいったわけではないはずです。この事実は「鬼ごっこ」のルールとは明らかに違います。現在の新型コロナウイルス感染症でも、抗体検査によって、治療も受けないのに発症をしない抵抗力を持った人たちの存在が確認されています。

ウイルスと接することが感染症の入口であることに間違いはありませんが、ウイルスという物体に触れたら負けという、単純な闘いではありません。ウイルスが身体に侵入して、生きものとしてのウイルスと生きものとしての身体が対峙する。こうして生きもの同士が向き合った末、侵入したウイルスが身体機能に障害を引きおこして、はじめて病気として発症するのです。これが個人にとっての感染症に「かかる」ということのほんとうの姿で、「感染した」ことの実質的な意義なのです。

集団感染の立場からみれば、発症しなくても身体にウイルスがいれば人にうつす媒体になるので、陽性者としてみつけ出して対処することが必要となり、検査や隔離のあり方が政策として社会では議論されています。しかし、自分で自分の命を守る個人の立場から言えば、「触られた、即鬼」ではなく、ウイルスに触られても、その先の個人の身体事情が、発症するかしないか、その意味での「かかるか、かからないか」どちらの扉を開けるかの鍵を握ることになるのです。

5 一人ひとりの独自性に着目する東洋医学

現代医学には、一つの原因が身体に作用して病気をつくるとする「一病一因」の考え方が基本にあります。病気には主体となる一つの原因があるはずだという姿勢で、原因究明や治療法を探るのです。病気をつくるさまざまな要因の中から、はっきりしない要素はなるべく削り落として、誰にでも共通項としてみられる主な原因を突き止める、いわば病気の首根っこを押さえ込んで病気を解決しようとするのが現代医学の姿勢です。人間を集団としてとらえることで、集団に共通する構造や機能に着目して、問題把握や解決策を探ろうとする姿勢です。そのことで、条件や前提をそろえれば、同じ病気にかかった人びとに、個人差やいろいろな条件の違い

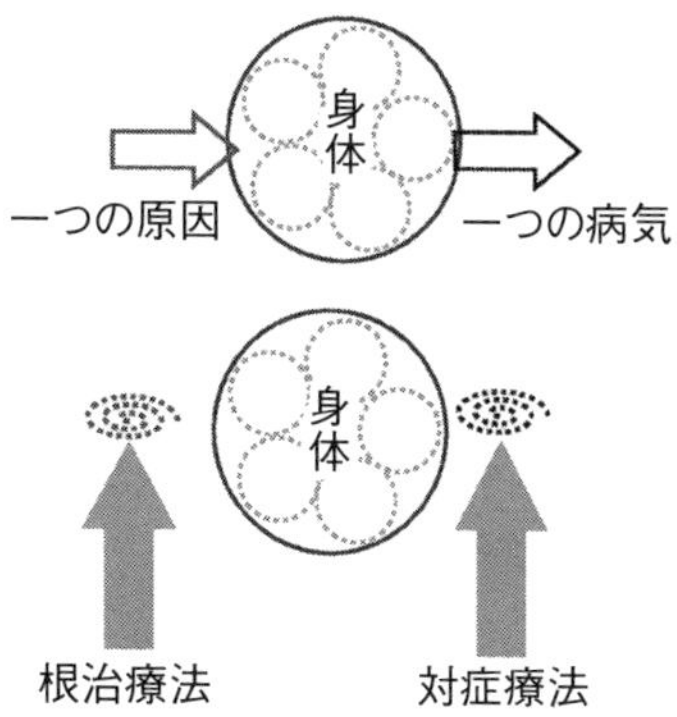

図2　現代医学的な病気のとらえ方と治療

を越えて、遍《あまね》く有効な誰にでも使える共通した治療法が手に入るという利点があるからです。原因を取り除く根治療法と、原因はともかく病気の症状をなくす方法を考える対症療法とを組み合わせて治療します（図2）。

一方、東洋医学の考え方は、集団を形成する一人ひとりが持つ独自性に着目するのが特徴です。一人ひとりの身体の中の事情（個人差や体質と言われる概念）の違いを把握し、人間が自然の中にいて、人間を取り巻く自然界からいろいろな影響を受けて身体の状態が変化すると考えます。気温や湿度に始まって、風寒暑湿燥熱といった自然の中にみられる気候の変化、季節ごとの変化、一日の中の朝晩の変化が、身体の中にも反映されて、個々人が持つ身体の状態がそれに応じて変化します。大自然の中に人がいて、人の中にも大自然と同じような構造やしくみが存在していると考えているのです（図3）。

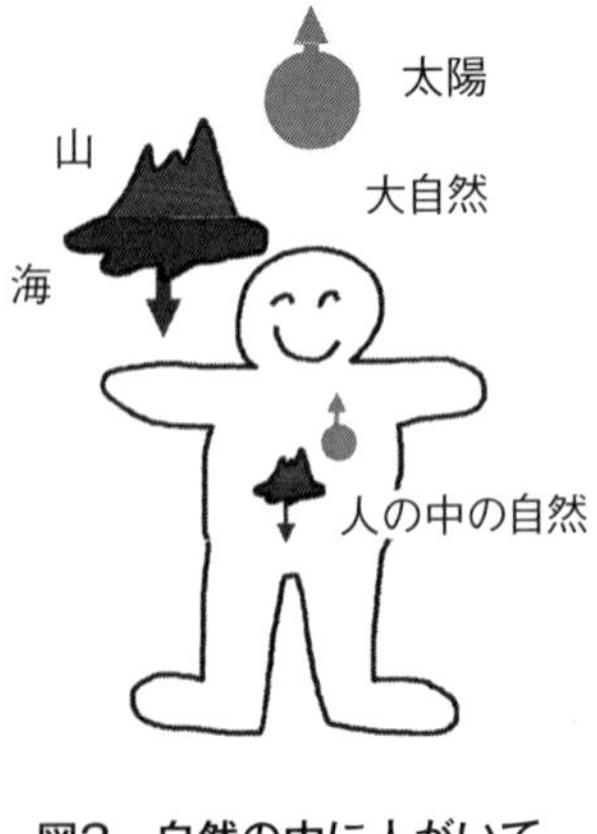

図3　自然の中に人がいて
人の中にも自然がある

太陽の熱が海や湖の水を温めて水蒸気になって空に昇ったり、土の養分と水を吸って植物が育ったり、風が吹いたり、空から雨になって水が降ってきて木々を潤したりするように、身体の中にも自然界と同じように、太陽や、山や湖、草木、雲に相当するようなしくみや構造物の存在を見出して、それらの相互関係で人間の小宇宙が成り立っているという見方で人の命のしくみをとらえています。

その見方からすると、身体の状態は、熱と水の過不足の状態からつくられる寒・熱と燥・湿の2つの軸を主体にする身体の中の条件が「素因」となって、一人ひとり異なった傾きをしていて、それが個人差や体質を形成すると理解します。この身体の状態に、外界からのいろいろな影響が及んで、身体の状態を

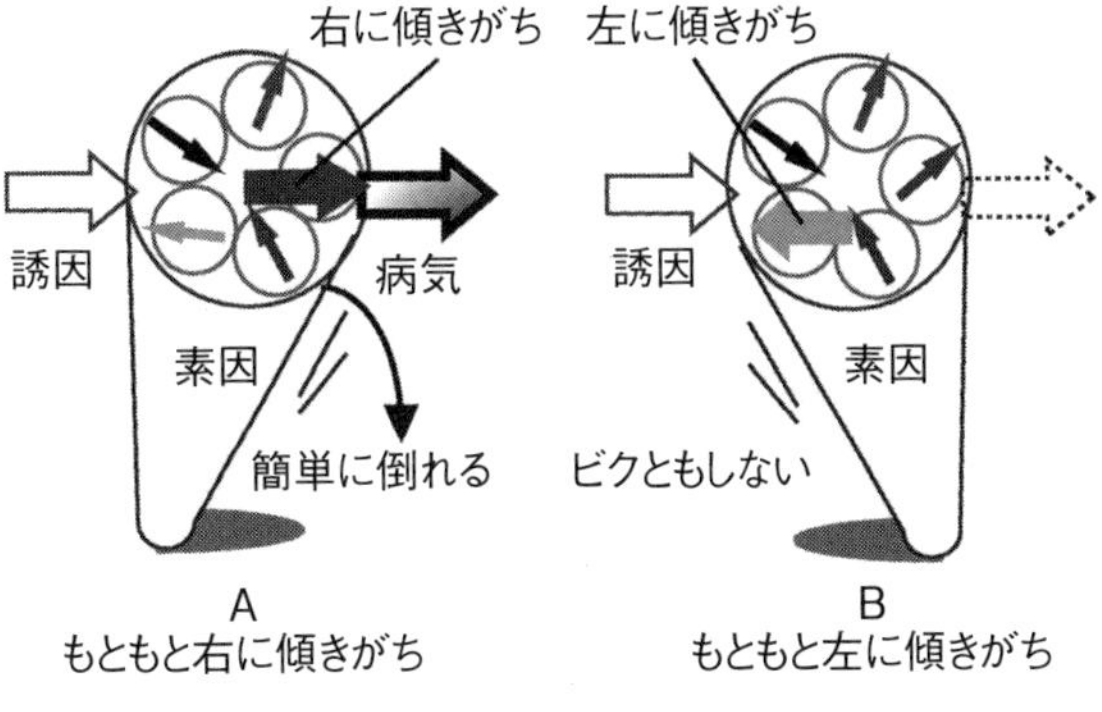

図4　身体の傾きと誘因の作用

変化させ、身体をいろいろな方向に傾けるのです。わかりやすくたとえれば、もともと右に傾きがちな人（図4のA）に右に押す力が加わると簡単に倒れますが、左に傾きがちの人（図4のB）に同じように右に押す力が加わっても、少々のことならビクともしないといった具合に、外界の同じ影響が、一人ひとりの身体の状態の違いによって違った結果になると考えるのが、東洋医学の概念なのです。

6 東洋医学は経験のない病気の治療にもヒントを与えてくれる

この見方で病気を考えると、結核菌やコレラ菌、ウイルス、花粉など現代医学で「原因」とされる要素は、東洋医学では疾患を形成する一つの「誘因」として位置づけられます。その「誘因」に、身体の事情である「素因」がもう一つの条件となってかかわり、「誘因」と「素因」の絡み合いが「病因」となって、結果としての「疾患」が生じると考えるのです。「疾患」とは「疾病《しっぺい》に患《わずら》う」という意味で、疾病と、それを受けて患う（心が串刺しになるという意味の漢字です）私たちの身体があって、そこにはじめて病気がつくられることを意味しています。「一病一因」の考え方で病気の原因を一つだけに求めず、東洋医学では、引き金と受け手の2つの要素を意識して、病気を理解します。

そして、誘因、素因、疾患としての症状それぞれに解決の方法を考えて、その手段を組み合わせて漢方の治療法としますが、その中でも「素因」に対する治療を特別重視して治療法を構築します（図5）。

現代医学では、ウイルス感染症の原因はウイルスですから、原因であるウイルスを攻撃して治療します。その方法がみつかるまでは、他に治療の中で対象とするものがないので、ウイルスからの避難を考えることになるのは当然の流れです。

一方、東洋医学からみると、ウイルスは「誘因」です。東洋医学でも「誘因」

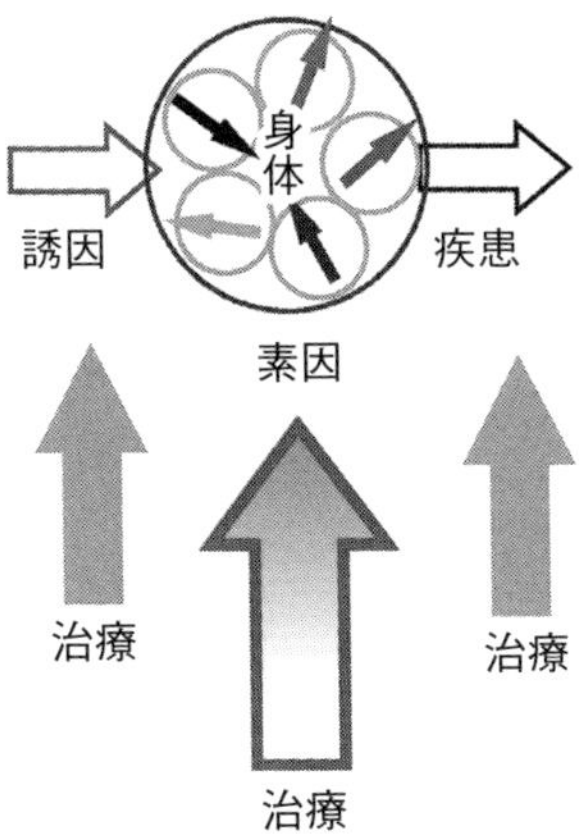

図5　それぞれを治療の対象（特に素因を）にする東洋医学の病気のとらえ方と治療

を直接薬で攻撃する方法を考慮はします。しかし、あらゆる疾患に対する治療において、「誘因」と「素因」を意識し、かつ個人差も重視するので、「誘因」よりも「素因」、つまり「誘因」の受け手である身体事情の改善に比重をかけて治療するのが東洋医学の特徴です。ウイルス自体をやっつけたり避けたりすることよりも、まず一番に、「誘因」に対抗できない「素因」の問題に目を向け、身体が持つ攻撃力の増強や、「誘因」と向き合うことに必要な身体の機能や物資の補充、病邪と向き合うことで消耗した物への応援など、身体の応援として何ができるか、何をすべきかを考えたくなるのです。

外界からのさまざまな「誘因」に対して、身体の中でどんなことが起き、身体がそれをどうやって解決してきたかを、3000年を超える時間、みつめてきたのが東洋医学です。その知識の蓄積が、今まで経験したことのないはじめての病気に対しても、身体をどう応援すべきかのヒントを与えてくれるのです。東洋医学の歴史は、そうしてさまざまな病気から人類を守ってきたのですから。

7 ウイルスに積極的に向き合う

現代医学による薬や治療法は、「誘因」を排除する手段として大いに役立つのは事実ですから、新型コロナウイルス感染症の治療にもそれらの一日も早い開発を期待しましょう。「誘因」を「避ける」ための手洗いやソーシャルディスタンスなど種々の工夫は、降りかかるウイルスの量を物理的に減らしてくれますし、すでにかかっているかもしれない自分が他の人にうつさないことには確実に貢献するので、社会を救う意味で、油断せずしっかり励行しましょう。

そのうえで、「かからない」ように接触を避ける避難策から、自分自身が直接ウイルスと向き合っても病気にならずに克服できる、「積極的生活」に今日から切り替えましょう。その手段は、自分の身体の状態である「素因」の改善を工夫する、自分の内に向けた作戦の姿勢です。「ウイルスと触れても侵入させない」「侵入されても発症しない」ことが自分にとっての「かからない」ということです。「かかっても重症化しない」、究極的には「発症しても死なない」ことが、ウイルスと向き合う生活の中で、「ウイルスに克つ」という目標の姿です。この生活の姿こそが、ウイルスから一人ひとりの命を守り、社会生活を守ることにも役立つ、私たち一人ひとりのこれからの生活のしかただと確信しています。

２０２０年2月～5月にかけての日本における新型コロナウイルス感染者数の日々の発表のたびに、筆者が感じたいらだちがありました。新たな「感染者」という名で当初マスコミから示されていた数字は、感染がわかった周辺の人たちを対象とした、限られた人たちを検査した結果、体内にウイルスがいることがわかった人の数で、それはほんとうの意味での「新たな感染者」ではないだろうという思いでした。その時点で、すでに感染しても発症していない人がたくさんいるだろうという思いが強かったからです。ほどなく「陽性確認者」や「感染確認者」という言い方に変わって、数字の意味するほんとうの内容を示す名称に変わりましたが、数字は増える一方でした。発症者や濃厚接触者を対象に検査するので、広範な流行がすでに存在していると思われる中では、検査する数が増えれば陽性の数が増えるのは当たり前のことで、驚くには値しないと感じていました。

それよりも知りたいことは、検査で陽性になった人の数ではなく、発症した人の数、それよりも重症になった人やコロナウイルス感染症で亡くなった人の実数だったのです。それこそが、医療が救わなければならないほんとうの意味での「感染者」であり、私たちが「なりたくない姿」だからです。かかっても症状のない人、症状があっても病気と自覚しない軽微な人、自力で自然に治る人は、集団としての感染防止や公衆衛生対策の視点からは無視できない存在ですが、こうした「無症候性既感染者」や軽微な発症者は、医療の観点からは、かかっていない人と同じ扱いでもいいのです。むしろ、医療のお世話にならずに、自力で問題解決できる姿こそが、個人のウイルスとの闘いの姿としては、目指すべきゴールの姿です。事実、発症した人でも8割程度は軽症ですんでいます。入院治療を受けたからと言っても、対症療法しかないのですから、結局は身体が自分で治したのです。感染しても発症しないですんだ人の数を考えると、感染したあと、自力で解決できた人の割合はもっと増えるはずです。

この、自分で解決できる力、ウイルスと向き合う力を育てたいのが、本書の目的です。かかることを恐れる避難策にとらわれず、かかっても死なない方法で、恐れる必要のない生活を手に入れたいのです。薬や治療の手助けをかりるにしても、コロナのような新型ウイルスの威力から最終的に命を守るには、身体の力に頼らなければなりません。自分の力で自分の命を守る免疫力は、物や薬に頼らずとも、生活の中で自分で手に入れることができる、いえ、自分でなければ手に入れられないと言ってもいいかもしれません。

その作戦をこれから考えることにしましょう。

8 ウイルスに向き合える力を育てるポイント

ウイルスから命を守る免疫力を育てる作戦のポイントを次にあげます。

①まずは、免疫力を支える基本中の基本として、「とにかく、早く、長く」寝ることです。

●早寝で夜間に十分な睡眠時間を確保する

●少しでも具合悪く感じたら、何を差しおいてでもたくさん寝る

②表の免疫（61頁）を強化します。

●鼻水、くしゃみ、咳、痰、汗は出して流す

●自分が動いて汗をかく
●「1回で吸って2回ではく」ワルツテンポの鼻呼吸
●大声で笑う
③裏の免疫（99頁）を強化します。
●冷やさない（「薄着で熱を逃がす、冷飲食過剰で内側を冷やす」ことに注意する）
●空腹感に合わせた食事
●顎を引き、肩甲骨を寄せ、腰を前に入れて、臍下はへこませる姿勢を多くする
●足腰を使い、階段、点字ブロック上を歩く
④最後の仕上げ
●陰気は捨て、ウキウキ・ワクワク陽気に過ごす
●「明るく、軽く、楽しく、歩く（動く）」という生活を送る

なぁんだ、当たり前のことが並んでるだけじゃないかと思われるかもしれません。大切なことは、こうした生活を送ることがなぜウイルスに克つことにつながるのか、その理由

を理解することです。「なぜ」を知ることが、同じことをしても、身体の力をつけることにつながるか、つながらないかの分かれ道になります。「誘因」と「素因」で「病気」がつくられる関係に似ています。「手段」と「納得」が揃って、はじめて「実効力」が生まれるのです。

治療法が登場しても、その治療法をより効果的にするために、身体の力は役立ちます。コロナ騒ぎが一段落しても、また次のシーズンがやってきたり、新たなウイルスが登場したりします。そのたびに逃げ惑わなくても、それと向き合う身体の力が充実していれば、逃げたり、治療に頼ったりしなくても、新たな外敵に直接立ち向かえるはずです。

東洋医学の考え方を活かしたこの取組みは、感染症対策だけでなく、自分自身の持つ命そのものを力強く豊かにすることに役立ちます。しかもそれは、単に長生きするだけでなく、今日一日を、元気で、しかも若々しく綺麗に過ごす、「ウエルエイジング」な生き方に貢献する秘策ともなるのです。

これからその理由を、東洋医学の考えとともにご紹介して、納得していただこうと思います。「納得こそ力なり！」いざ、ウイルスと直接向き合う準備の始まりです。

第2章

ウイルス対策の基本中の基本——睡眠

1 早寝・長寝のススメ

ウイルスと向き合って命を守るこれからの生活において、日頃から、そして、ウイルス感染症の流行時にも、万が一感染したときにも、いかなるときにおいても堅持したい方針が、「早寝・長寝の十分な睡眠」です。一人ひとりの生活パターンの中で、どうしても起きなければならない時刻があるとすれば、それから逆算して「8時間」を目安に、睡眠がとれる就寝時刻を毎日の目標として設定します。

「そんなの無理ぃ〜!」と即座に切り捨てる声が聞こえてきそうです。しかし、これはウイルスと向き合って生活するうえで、感染を避ける作戦としてとても大切な手段で、絶対譲れない「基本中の基本」です。しかも、一定期間だけで終わる目標ではなく、いつまでも、できれば死ぬまで続けてもらいたい永続目標ですから、無理を押しての一時的なやり方ではなく、継続的で実行可能なやり方を工夫しましょう。

仕事で忙しい、予定があって無理、したいことがあるから寝たくないなどなど、目標を達成できない事情があるときには、就寝時間は「目標にすぎなぁ〜い」と、実行できなくても気にしなくてよいです。でもその分、翌日にはまた目標達成を目指して頑張ってください。

8時間という数字にはこだわる必要はないので、日々、その日なりに許せるかぎり、早く寝る心がけを堅持してください。達成できなければ損をした、達成できれば得をした、という損得勘定で、どれだけ損を減らすか、どれだけ得を増やすかを工夫する、といったくらいの取組みでよいと思います。ただし損が連続すると、その分は借金となり、利子がついて損がふくらむつもりでいましょう。早めに借金を返すことが肝腎です。

しかし何であれ、通常と違って体調が悪いと感じたときは事情が違います。ウイルス感染症にかかったかも？　と思ったときなどは、「目標」などという甘い考えではすまされません。

何よりも最優先で睡眠に時間を使いなさい（命令調に変わりました！）。体調不良時には、夕食を抜いてでも帰宅後一刻も早く床に入って寝ることを推奨します（ほんとうは命令のように強制です）。ウイルスに限らず、病気と直接向き合う状態にいたったときには、これは病気との向き合い方として大前提とも言えるほど重要な行為であり、かつ、病気との闘いの最強の武器となります。

医療者でも気づいていないかもしれませんが、どんな病気であれ重症者を入院させる大半の目的、言いかえれば、入院して病気が治る大半の理由が、この睡眠を十分にとることと言っても過言ではないのです。治療目的の入院の場合、夜だけでなく、一日中寝ていてもらうのは（もっとも、他にすることがないので寝ているしかないのですが……）、寝ている間に、身体と病気が向き合って病気解決のために身体の力を十分発揮できるからです。

ということは、入院せずに自宅にいても、本格的に具合が悪いときにそれを治したいなら、事情が許すなら一日中寝ていても大丈夫です。もっとも、日中活動できる程度の具合の悪さなら、夜早い時間から寝て睡眠時間を長くする方法がベストです。休みの日などに日頃の寝不足の借金をまとめて返そうとするときにも、夜更かししておいて翌日昼過ぎまで寝るパターンよりも、夜のうちにさっさと早く寝てたくさん時間を稼ぐ寝方のほうが数段お得です。

「とにかく、早く、長く」寝るという「三重く」の睡眠がお勧めです。

これから、そのわけをお話ししましょう。

2 睡眠の意味——陰《かげ》の活動

現代人は睡眠を軽視しがちです。中には、寝るのがもったいないという人までいるほどです。確かに人間は本来活動するようにつくられていて、活動することで身体の調子が順調に保たれるという側面もあるのは事実です。これに対して睡眠は、見かけ上の活動が停止するので、「睡眠＝無」と考えるのも無理はありません。

しかし、睡眠中、身体はスイッチを切ってねむっているわけではありません。確かに日中と同じ活動は停止していますが、睡眠中、身体は何もしていないわけではなく、昼間とは違った「陰《かげ》の活動」をしています。

(1) 命の燃料補給

東洋医学では、自然界が季節や一日の時間で様子が変わるのと同じように、身体の様子もそれに同調して変化していると認識しています。日中は、明るく暖かい躍動的な自然界と同様に、身体も活動的で活発な状態にあり、肉体や精神を使って燃焼や消費を盛んに行なっています。内側から外側に向かう広がりの力が充実している状態で、皮膚や体表にある部分や呼吸や心臓など身体の上のほうにある機能が活発になります。これを東洋医学では「陽」の性質を持った状態にあると表現します（図6）。

やがて太陽が沈み夜になると、自然界は暗くなり、涼しく静かでおだやかな空気に包ま

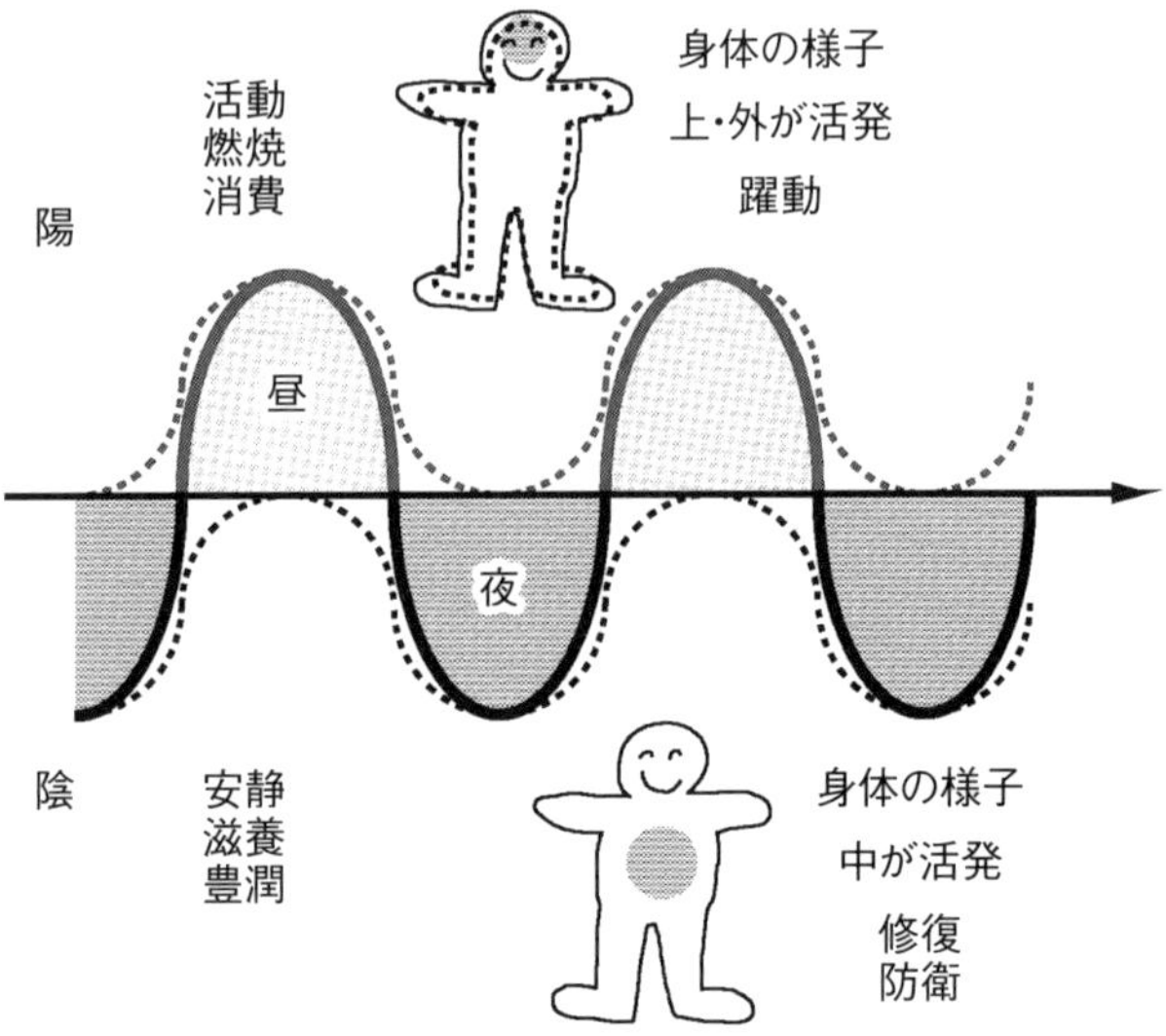

図6　昼夜の身体の様子と陰陽

れるように、身体も鎮静化して、活動の少ない、少し重だるく感じるくらいの状態になり、やがて睡眠につながります。外からみると活動がなくなっていくようにみえますが、身体の体表近くのはたらきから、内側のはたらきに主役が移り、身体の内側のはたらきが活発になって、胃腸や腎臓、肝臓などの内臓の機能が盛んにはたらいて、日中の活動で消耗したものをつくり出したり、燃料補給をしたりしています。夜、単純に活動を停止して、時間が経ったから翌日自然に元気になるわけではなく、寝ている間に、身体の内側では、生きるために必要なものをつくる「活動」によって、元気の糧を補充しているのです。そのおかげで消耗が回復して、翌日元気でいられるのです。これが「陰《かげ》の活動」で、安静、滋養、豊潤などの性質を持つ「陰《いん》」と表現される性質を持った身体の状態です。

活動が過剰になると、疲れてねむくなります。元気が少なくなるからねむくなるのですから、電気が減った電池の充電のようなものですが、ただ電源に差し込めば電気が回復されるのと違って、身体の場合、まず、活動という消費行為を停止し、補充するための「陰の活動」に専念するために、ねむさを訴えてくるのです。活動を停止して元気の消費をとめるだけでなく、ねむることで、その間に元気を補給する「陰の活動」をしたがっているのです。この意味で、活動が増えれば、休息や睡眠も増やすことが必要で、疲れているのに睡眠を削って頑張ることは、寝るべき時間の活動で消費をいつも以上に強め、補充のための「陰の活動」の機会を奪い、ダブルで消耗を強める、命を削る行為に匹敵します。

元気のための燃料補充と聞けば、栄養や食事で胃腸のはたらきを連想しそうですが、日中の活動や生きるための燃料補充に、睡眠は胃腸よりも重要な役目をしています。空腹で食事を摂らなくても数週間は生きられますが、まったく睡眠をとらないで果たして何日生きられるでしょうか。人の実験で11日間の断眠記録があるようですが、さすがに死ぬところまでは確かめられていません。動物実験では、寝させないことで死にいたることが確かめられているようです。

筆者が父から聞いた戦争中の軍隊の訓練の話です。食事も睡眠もとらず一日中行軍したあと、やっと食事にありつけるというので、食卓に座って上官の許可を待つ若い兵士たち。「食べてよし！」の号令がかかるや否や、というよりその前から、食べるどころか、なんと皆突っ伏して寝てしまっていたそうです。

寝不足状態の身体がコロナウイルスと直接向き合うことの無謀さがよくわかると思います。日頃から睡眠を充実させることは、ウイルスと直接向き合う生活の足元を固めるうえで必須の手段です。

(2) 修復と防衛

ウイルスと向き合ううえで睡眠を充実させることが大切な理由が、もう一つあります。

何であれ、身体に起きた問題を身体が解決するのは、ねむっている間に限られるからです。日中の活動は燃焼や消費を意味していて、起きて活動している間は身体を修復することはできません。日中は蓄えの消費とともに、身体を壊しながら活動していると言ってもいいでしょう。睡眠には、消費を回収するだけでなく、使うことで壊れた部分の修復や不具合の解消、病気の解決、外敵との闘いを効率よく行なうという意義があるのです。

かぜなどの病気になったときにだるくてねむくなるのは、活動を抑えて病気の解決に身体のはたらきを集中させようとしているからです。重症で意識がなくなる、回復すると意識が戻るのも、中枢神経が直接障害を受ける疾患は別として、多かれ少なかれどんな病気でも、身体活動、精神活動を節約して、病気と向き合うときの身体の状態を表わしています。こんなときにすぐに薬で症状を消し、ドリンク剤や栄養のある食事で元気をつけた気になって、通常と同じ活動の生活をしていては、身体を応援するどころか、かえって身体をいじめるようなもので、病気解決の足を引っ張ることになります。

かぜをひくとねむさだけでなく食欲もなくなります。だから、病気を治すにはしっかり栄養を摂ることが大切と感じている人も多いかもしれません。しかし、食べものの処理には意外と身体の力を使います。日中の活動と同じように、身体の力を一度消費して食べものを分解して吸収し、身体の中で再合成してやっと身体に役立つものにするのです。病気の解決に集中したいときには、食べることも身体にとっては余分な仕事になるのです。すでに蓄えとして持っているものをエネルギー源として使い、食事に向ける力も節約しようとします。それが、胃腸と関係ない病気のときにも食欲がなくなる理由です。かぜや病気が治ると、食欲は自然に回復します。

体調の悪いときには、とにかくねむるのが一番。睡眠は、どんな薬よりも身体を喜ばせるはずです。ねむることで存分に病気と向き合えるからです。翌日の元気のための睡眠だけでなく、体調の悪いとき、感染したかなと不調を感じたとき、そのときこそ、ウイルスと向き合うために、また、問題解決の舞台づくりのためにも、そうして、自分自身の持つ力すべてをウイルス対策に最大限向けるためにも、睡眠が不可欠な行為であることがおわかりいただけたでしょうか。

2 早寝の意味——睡眠や活動には適した時期がある

活動の糧を手に入れるため、身体を修復したり病邪と向き合ったりするための睡眠の重要性や必要性は理解していただけたと思います。さらに、睡眠のこうした効果を効率よく発揮させるために、同じ長さ寝るとしても、「いつ寝るのか」という寝る時間帯が大切です。

(1) 自然界のリズムに乗った生活

自然界のすべてのものは、常に一定のリズムを持って変化しています。一日をみると、朝から夕方にかけては「陽」という明るく活動的な外に向かって発散する世界に変化し、夕方から翌朝までは「陰」という暗い静かな内側に集まってくる世界に変化します。活動や安静のそれぞれの勢いが、徐々に強まってはまた弱まるという、連続的な波形を描いて変化しながら役割交替してリズムをつくっています。

身体のしくみも、この自然界の「陰陽」リズムに同調して変化しています。日の出とともに徐々に体調が上がり、日中に活動のピークがきます。これに合わせて、日中は消費燃焼して身体を活動させるためのしくみが充実しています。夕方から夜にかけては徐々に活動のレベルが落ちて、休息や睡眠へと身体の状態は変化します。この時間帯は、燃料の補充や消耗の回復、不具合の修復をする時間帯で、病気の解決や外敵との闘いに必要なはたらきが充実しているのです。日中の活動の程度に応じてその波の大きさは変わりますが、こうした変化のリズムそのものは普遍的に存在します。

活動や睡眠の時間は同じでも、そのパターンがこの自然界のリズムと合っているかどうかで、その効果や効率が大きく変わるのです。ウイルス対策の基礎を固める普段からの睡眠も、ウイルスと直接向き合う罹患時の睡眠も、身体のしくみがウイルスと対抗するのに適した時間帯に提供することが効果を高めるのです。同じ睡眠時間でも、少しでも早い時刻から床に入ることが、ウイルス対策を有利にする理由がここにあります。

理想的な一日の過ごし方は、自然界のリズムと生活や精神活動のパターンとが一致していることです。昼まで寝たり、深夜まで活動することは、自然界のリズムに反する行動です。夜間に煌々《こうこう》と明かりを灯した中にいるだけでも、自然界のリズムから言えば、とても不自然なことなのです。昼と夜の生活の違いがはっきりとした、めりはりのある一日の生活ができるように努力するのがよいのです。

ウイルス対策に限らず、健康の鍵は、〝朝は少しねむくても早起きをする〟〝日中は、少しくたびれたと感じるくらいの活動をする〟そして、〝夕方からはのんびりとした気分で、部屋の明かりも暗めにして過ごし、早めに床に入る〟こんな自然界のリズムに乗った生活を送ると、身体の中の自然は大喜びするはずです。

（2）昼夜両方向の波をつくる

生活の中で昼夜両方向の波を意識して、一方の波を大きくすると、次の反対側の波も大きくなります。振り子やブランコの動きのようなものです。都合のいい方向ばかりを求めて、昼も夜も燃焼の波をつくろうとすると、自分は頑張って活動しているつもりでも、翌朝の燃焼の活動の波は勢いをなくし、横からみれば小さな活動の波しかつくれていません。睡眠を削ることで夜の回復の波は小さいままとなり、そのため翌日の昼の波も小さくなります。これを繰り返すことでどちらの波も小さくなり、やがて、元気もないしねむれない、どちらの波もつくれない平らな状態になってしまいます（図7）。

もちろん、寝てばかりいて活動しないことを勧めているのではありません。昼間に十分に活動しないと、休息の必要性が生まれませんから、ねむれなくなります。活動レベルの低い状態が続くと、活動自体の必要性がなくなり、元気も減ってきます。元気の使い惜しみをするのではなく、元気をいっぱい使い、たくさん消耗したものを、今度

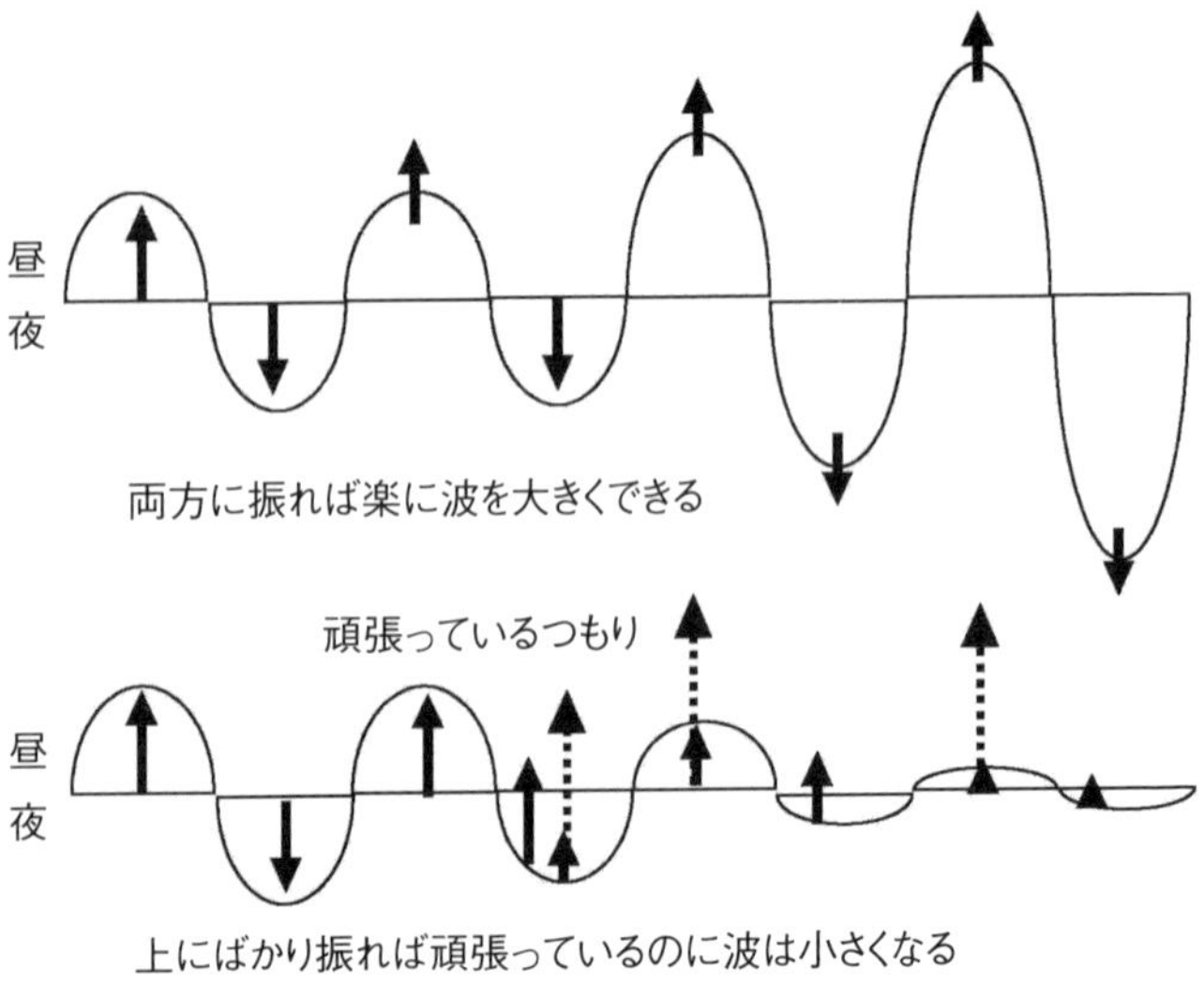

夜
両方に振れば楽に波を大きくできる
頑張っているつもり

図7　陰陽の活動の波

夜
上にばかり振れば頑張っているのに波は小さくなる

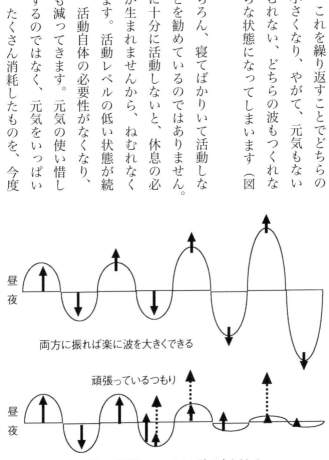

は早めに休息をとって十分補充することで元気を増やす、という具合に、昼夜両方向に波を大きく振ることを意識して欲しいのです。そのときどきにするべきことがあるということを意識して。

受験勉強や残業、それに加えて深夜営業の店の存在に、テレビやラジオの深夜放送、インターネットの24時間利用など……こうした環境も手伝って、現代人は平均して睡眠時間が短く、しかも就寝時間が夜中の2時、3時という大幅に昼夜のリズムのずれた夜型の人が多くなっています。自然界のリズムを考えれば、こんな生活の不自然さはよくわかるはずです。

ウイルス対策の基礎づくりとして、常日頃から早い就寝時刻を目指して欲しいのですが、せめて疲れたり体の不調を感じたりしたとき、昼間に眠気を感じたときだけでも、普段より少しでも早く寝床に入り、夜間に睡眠をたっぷりとりたいものです。

「とにかく、早く、長く」寝るという「三重く」が睡眠の方針です。そうして夜間に行なわれる「陰の活動」を効率よく充実させることが、ウイルスと向き合う基礎力を増強させる秘訣です。

第3章 ウイルスと直接向き合う

ウイルス対策の基礎固めが理解できたところで、いよいよウイルスと直接向き合う場面に話の舞台を移します。その策略を練る前に、東洋医学が感染症をどのように考えているかをご紹介します。

1 東洋医学のみる感染症

微生物や物体が侵入したり、温度や湿度などの物理的影響が身体機能の悪さにつながったりする状態を、東洋医学では「外感病《がいかんびょう》」と表現します。侵入しようとするものや外から影響を及ぼすものを「外邪《がいじゃ》」として認識します。

外邪が侵入する場所は、皮膚、呼吸器粘膜、消化管粘膜につながる鼻、口です。まぶたや眼球の表面も、皮膚や粘膜と同じように侵入口になります。身体の表面を覆っている部分と、空気や飲食物が通過していく場所すべてが外邪の入口になります。

皮膚は、身体を覆うバリアのようなものですが、外部との行き来をするためのスリットのような「腠理《そうり》」と呼ばれる通り道があり、ここを開いたり閉じたりすることで、汗をかいて熱を逃がして外邪の侵入を防いでいます。外邪と闘う身体の攻撃部隊の通り道にもなります。感冒（かぜ）やウイルス感染症は、外邪が体表を覆い、腠理から侵入しようとしてここをふさぐことから始まります。

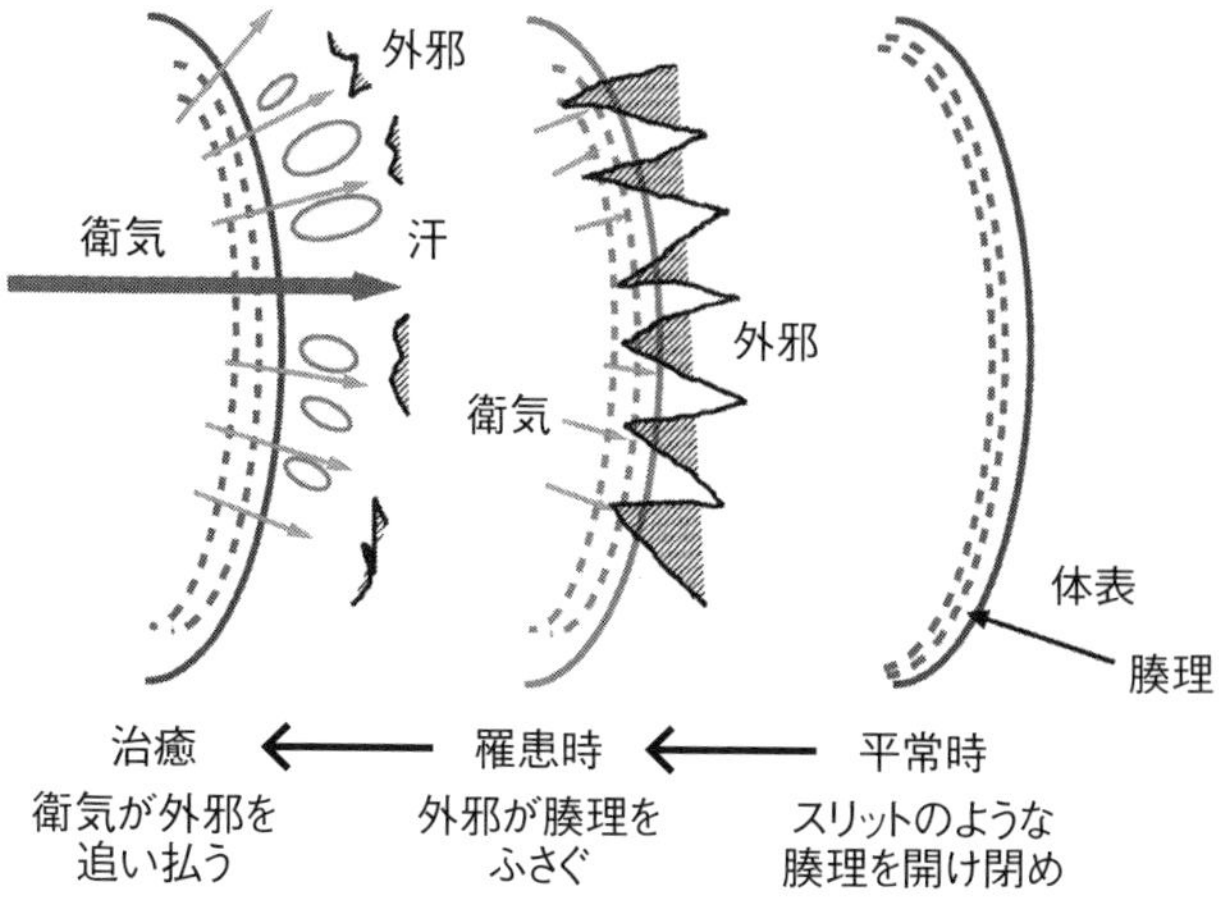

図8　外感病の様子

外邪が侵入しようとすると、身体の表面で身体を守るためのはたらきをする「衛気《えき》」がこれに対抗して体表に集まり、「衛気」の力で外邪を発散して追い払ってしまうと病気になりませんが、排除できないと病気になります（図8）。

身体を助けるはたらきを「正気《せいき》」とも言うので、外邪との正気の闘いを「邪正闘争《じゃせいとうそう》」と言って、この闘いがウイルス感染症や感冒の症状をつくります。

体表での外邪との闘いが悪寒の症状となります。衛気が次々と表層に集まるので発熱します。しかし、発散できずにいると体表での身体の巡りが渋滞し、外邪が侵入する場所である頭部、背部、関節に、腫れや充満感、張った痛みをつくります。空気の通り道である鼻や喉《のど》での闘いは、鼻づまり、鼻水、くしゃみ、喉の痛みなどの症状になります。

邪正闘争にもならずに衛気が外邪を追い払えると、発症せず、感染した自覚もなく終わることになります。邪正闘争が表層で終わるなら、発症しても軽症ですむケースとなります。表層の闘いで外邪を排除できないと、闘争の場所がやや深くなって、肺の表面で咳や痰の症状になったり、腸管に入れば下痢になったりします。外邪が身体内部に侵入すると、息苦しさ、だるさ、食欲低下などになり、さらに奥深くにいたると血液に入り全身に広がって、肺炎や脳炎など、身体の大切な機能に障害を生じさせ、重症化して命を脅かします。

このように、感染症は、病気の原因が身体と闘いながら、身体の表面から内側へと闘いの場所を徐々に移して身体深部に到達し、命を脅かす、と東洋医

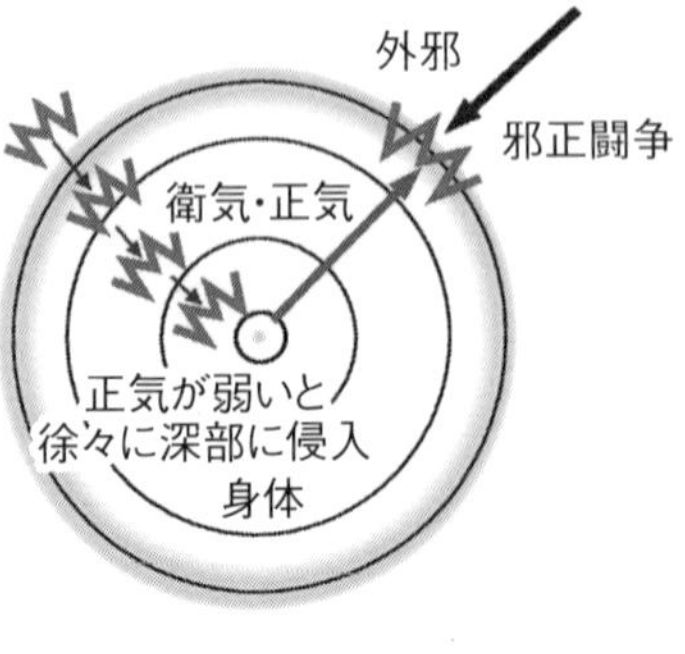

図9　外邪と正気の邪正闘争が症状や病状をつくる

学では考えています（図9）。

細菌性の感染や普通のかぜは、その侵入の速度がゆるやかで、表層での闘いが比較的長く続きますが、ウイルス感染症では、外邪が深部にいたる速さと、邪正闘争の激しさが特徴です。特に新型コロナウイルスは、インフルエンザウイルスと比べると、表の防衛をかいくぐって邪正闘争をおこさずに肺に侵入する特徴があります。肺に侵入するまで罹患者に感染を気づかせないため、他の人に感染をさせやすい、巧妙なウイルスです。さらに、肺でも表層の闘いをあまりさせないので、激しい肺炎症状がないうちに肺の深部に侵入して、一気に呼吸器機能を悪くさせ、生命危機にいたらしめます。

2 表と裏の外邪への向き合い方

体表から内側へと侵入してくる外邪に対して、身体は、体表と身体内部とで違った方法で外邪と向き合います（図10）。

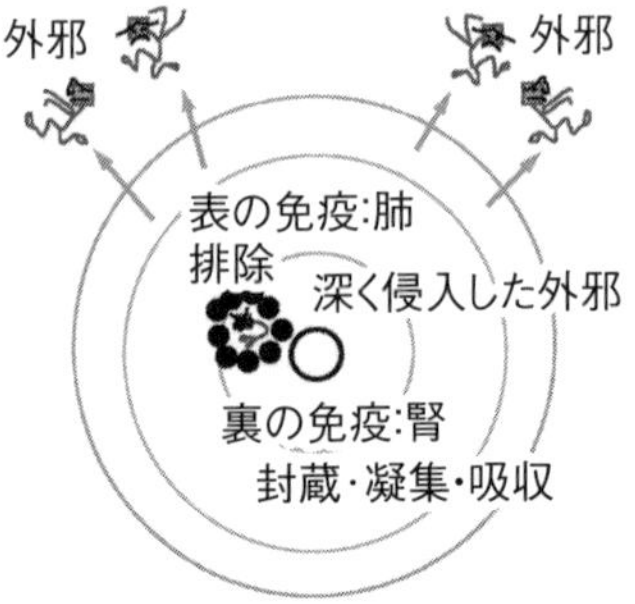

図10　表と裏で異なる戦い方

体表では、「表の免疫」を担当する「肺」が、外に向かって発散する手段を用いて外邪を追い払うように排除します。身体の内側から外側に向かって広がる力が攻撃力になります。こうして外邪が深部に侵入することを防ぎます。

外邪に深いところまで侵入されると、いまさら外に追い払う方法では解決できないので、身体内部で防衛する「裏の免疫」が作動します。これを担当するのは「腎《じん》」で、封蔵、凝集《ぎょうしゅう》、吸収といった作用の特徴を持っていて、内部で動きを封じ込めたり、固めたり、分解したり吸収したりする方法で外邪と向き合います。外邪に対してだけでなく、内部で発生した異常や変性した自分の細胞(これががんになります)なども、同様の方法で解決して、命を守ります。手術や深い傷口が瘢痕《はんこん》を残してふさがるのも、実は、このしくみのおかげです。身体の内側の命の助っ人という感じです。

3 すべてのことを陽《よう》と陰《いん》で考える

身体を守るしくみを2つの役割に分けるのには、東洋医学概念の基本にある「陽《よう》と陰《いん》」の考え方が反映されています（図11）。

東洋医学では、いろいろなしくみをとらえる際に、対極を占める2つの要素の存在に着目します。その要素を「陽」と「陰」で表現して、人間の構造や機能から自然界、物理現象、社会現象や人間関係まで、すべてのものを「陽」と「陰」の2つの要素の特徴から分析します。

「陽」は火に代表されるような熱や活動の性質で、躍動感にあふれた勢いのある状態を示します。明る

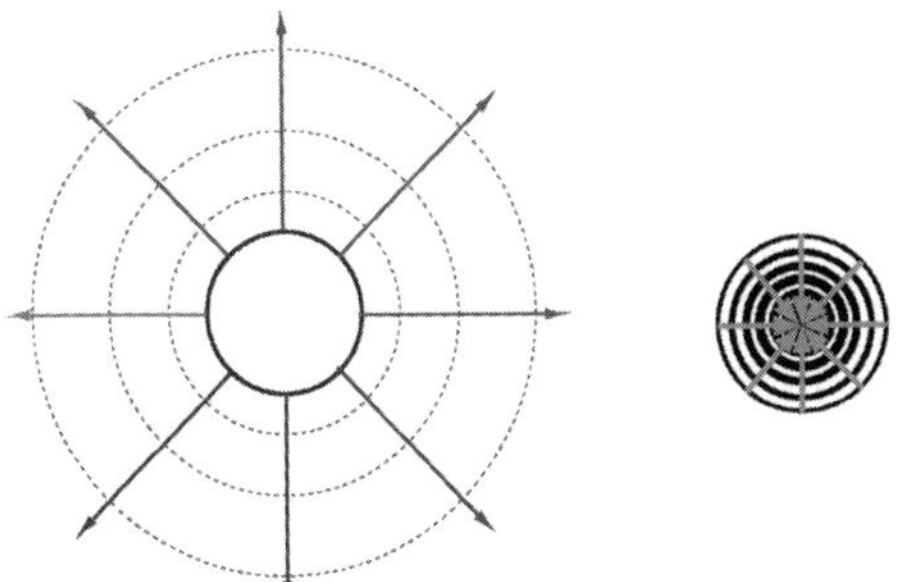

図11　陰陽の本質的属性

い、熱い、速い、軽い、上や外に向かう、広がる、騒ぐといった様子と関連が深い状態です。赤や白、黄色といった明るい色が似合う性質です。

「陰」は水に代表されるような寒さや静けさ、重さ、豊かさの性質を意味しています。重厚感、豊潤、落ち着き、硬い頑強な感じを与える状態を示します。暗い、冷たい、ゆっくり、重い、下に向かう、内に集まる、固まる、鎮まる、おだやかといった様子と関連が深い状態です。黒や紺色、茶色といった色が似合う性質です。

こうした2つの要素が、協力し合い、役割分担・主役交替をしながら、身体のしくみを支えています。第2章の睡眠の話ですでにご説明しました。日中は活動的な「陽」の性質を持った時間帯、夜間は内の修復をする「陰」の役目の時間帯。夜間に燃料を補充する「陰」の役目が、翌日、元気に活動する「陽」の役目を支えます。身体を燃焼消費する活動の「陽」の状態と、睡眠や休養で病気を解決し身体を守る「陰」の状態。一日の役割交替だけでなく、春や夏の外向きの陽的な季節と、秋や冬の地中に活動の主役が移る陰的な季節とで、身体の状態もそれに応じた陽的状態、陰的状態の変化をしています。

外邪と向き合うときの方法にも違いがあり、身体の外側では、表の免疫が、放散や外向きの力などの陽的手段を使い、身体の内側では、裏の免疫が、集めて固める凝集の陰的手段を使います。このように役割分担で対抗手段を変えて防衛を担当しています。

それぞれの免疫が外邪とどう向き合っているかを具体的にみてみましょう。

第4章

表の免疫――外に発散排除する「肺」

感染症流行の真っ只中、世の中は市中感染の状態となり、マスクや手洗いでウイルスとの接触を避けつつも、一歩外に踏み出せば、どこにでもウイルスが存在する生活だとしましょう。現実にはウイルスの流行期でなくても、程度の差があるだけで、いつでも何かしらのウイルスは存在していると考えても間違いではないのです。そのような状況の中では、一人ひとりがウイルスと向き合って生活しなければなりません。逃げてばかりはいられないのです。

1 東洋医学で考える「肺」のはたらき

感染症のしくみでみた表の免疫は、体表を包み込むように覆っている「肺」の役目だと東洋医学では考えています。東洋医学で考える「肺」のはたらきは、呼吸機能だけでなくさらに大きな役目を担っています。呼吸の他、発汗のしくみや皮膚の役目などとかかわることで、感染症などの外邪《がいじゃ》と闘っています。また、花粉や異物から身体を守るバリアや、必要な物は取り入れて不要な物は追い返すフィルターとなり、気温や湿度の他いろいろな物理的な力を含む外界の影響を和らげるバッファーの役目も果たしています。「肺」は呼吸器の役目を果たすだけでなく、外界から身体を守るために体表を覆う存在でもあります(図12)。

「肺」は全体を包み込んでいるので、地球で言えば雲や大気圏に相当するものです。

「肺」は、外から侵入しようとするものや環境の影響と直接触れ合う身体の表面にかかわる存在なので、実際の構造物としては皮膚を意味しますが、皮膚以外にも外界に触れている鼻や喉《のど》や気管や肺の呼吸器粘膜も身体の内側の表面として「肺」がかかわります。体表のイメージからは離れるかもしれませんが、飲食物が通過する消化管の表面にも、飲食物に紛れてここから内部に侵入しようとする外邪がいて、これに「肺」は対抗するので、消化管粘膜も「肺」のはたらきが関係する場所と東洋医学ではとらえます。ノロウイルスなど消化管に影響を及ぼすウイルスに対抗して、粘液の分泌を盛んにさせて、嘔吐や下痢で、腸管粘膜からのウイルスの侵入を阻止しようとするのも、「肺」の表での対抗手段の一つの姿です。

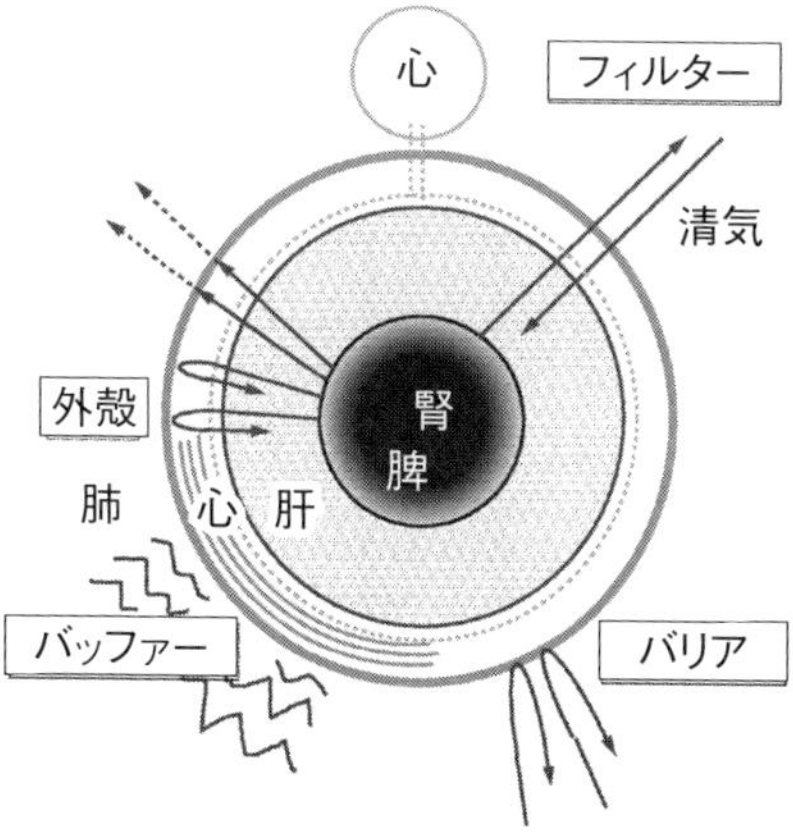

図12　肺は外殻・バリア・バッファー・フィルターの役目がある

こうした「肺」のはたらきが乱れると、現代医学で言う呼吸器の肺の病気の他に、鼻の病気、皮膚の病気、大腸に関係する病気、発汗に関係する病気、感染症やアレルギーなどの免疫系の病気などになります。

ウイルスが身体に襲いかかるとき、まずウイルスと向き合うのは「肺」だということになります。皮膚を主とする「肺」がバリアとなって私たちの身体内部は外界から隔離されていますから、たとえウイルスが身体の表面に付着しても、身体内部はウイルスと触れることなく、自由に外出できる……はずです。動く隔離室とでも言いましょうか。防護服を着て外出しているようなものです。

それでもウイルスに感染するのは、「肺」はバリアだけでなく、空気や飲食物、身体の熱や水を出入りさせるフィルターの役目も持っていて、それらの出入口となる鼻や口、皮膚や目の粘膜から、ウイルスが侵入するからです。この入口を守るために、マスク、ゴーグル、フェイスシールドをしたり、手から口や目にウイルスが入らないように手洗いをしたりして感染予防をするのです。「肺」のはたらきが乱れたり弱まったりすると、ウイルスの侵入を許しやすくなって感染します。

ウイルスに限らず、異物や外から襲う物が身体を危険に追いやるときは、身体はまず、それから逃げようとします。まぶたや口を閉じたり、息を止めたり、身をこごめて外界に接している体表面積をなるべく小さくする行動をとったりして、外界の影響を受けないようにします。

しかしこれらは、瞬時の応急処置で、その場しのぎの避難策です。身体もこれで逃げ切れるとは思っていないし、空気や飲食物の出入口をいつまでも閉じてはいられません。そこで身体は、バリアとして身を守る手段以外に、入り込んだウイルスと直接向き合う手段を持っていて、そのスイッチを入れるのです。

外邪との闘いはここから先が本番です。

2 降りかかる火の粉は払う

身の回りにウイルスがいてそれらが襲いかかってくる状態は、燃えさかるたき火の周りにいて、火の粉が降りかかる状態と同じです。とっさに身をこごめて火の粉から避けても、次から次へと降りかかってきます。火の粉から逃げることができないとわかったら、次にどう行動するでしょう？

火の粉が服や皮膚に付着しても、服が燃えないうちに、皮膚がやけどしないうちに、それを振り払えば難を逃れることができますね。「肺」もこれと同じことをしています。降りかかる外邪は追い払う。体表の免疫を担う「肺」は、侵入されたらなるべく浅いところで食い止めて、外に向かって押し返して排除するという方法で、ウイルスの影響が深い場所に及ばないようにしています。

感染のしくみでもみたように、外邪は体表から順に皮膚の腠理《そうり》、鼻、喉、気管、肺、胃腸へと深いところにいたり、さらに血管内（血液）、各種臓器、脊髄液、脳神経組織と侵入が深くなるとともに、生命の危機に迫ります。

これに対抗するために「肺」は、外に向かう排除の方法をとります。

目は涙、鼻はくしゃみや鼻水、喉は咳を使い、さらに気管や肺に及べば咳の他、痰も使って、ウイルスや細菌、異物を外に追いやろうとします。腠理から出る汗もその一つで

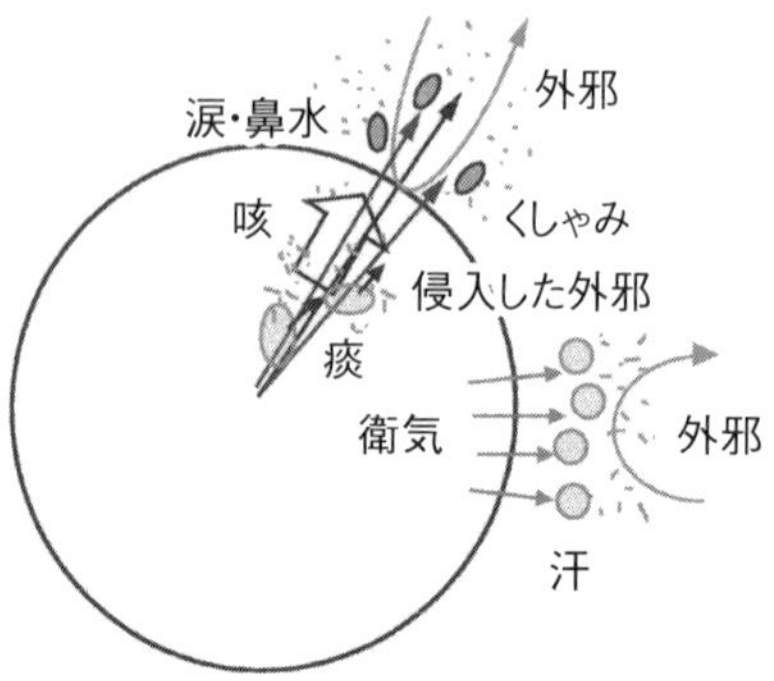

図13　肺の排除の道具

す（図13）。

一度ウイルスに感染すると、ウイルスの構造を認識して印をつける抗体がつくられます。抗体は身体中を巡って、特に体表でウイルスをみつけて取り囲み、身動きできなくなったウイルスを外に追い出すしくみにつなげる役目を持っているので、表の免疫「肺」に備わっている道具の一つです。

3 症状は防御の道具

くしゃみ、鼻水、咳、痰、涙、汗は、病気になったときにあらわれる症状ですから、ウイルスや細菌が身体に悪さをしてつくっていると思われがちです。「くしゃみ3回・○○3錠」のコマーシャル文句で知られているように、こうした症状が少しでもみられたら、薬を使ってすぐ消そうとやっきになりがちです。しかし、東洋医学でみる「肺」のしくみから言えば、こうした症状を消そうとする薬は、「肺」が外邪を追い出すための道具を奪う、真逆の治療をしていることになるのです。

「肺」は、侵入したウイルスと、なるべく浅いところで邪正闘争《じゃせいとうそう》をしながら、こうした道具でウイルスを外に追い出そうとしているのです。汗で追い出せれば皮膚で終わり、ほぼ症状はなし。鼻で食い止められれば鼻水で終わり。喉まで来ると、少しひりひりいがいがする不快感や軽い咳が出る。さらに深く入られると深いところからのしつこい咳や肺の痛みがおこり、痰が気管支部分からわき上がるように出る（細菌感染ではウイルス感染よりも痰が多く出ます）。こんな具合に、「肺」は汗、涙、くしゃみ、鼻水、咳、痰を使って、侵入したウイルスを懸命に外に追い出しているのです。

感染しているかどうかにかかわらず、外界に存在するウイルスは身体の表面にとりつきます。「肺」はこうした道具を使って、それらのウイルスをせっせと外にくみ出しているわけですから、くしゃみや鼻水、咳には、ウイルスがいっぱいいる！　のです。となると、それらの症状は、人から人に感染を広げる手段になり、集団感染を防ぐ観点からは、最も嫌われます。だから、咳やくしゃみを避け、マスクをして人にうつさないようにするのです。

でも考えてみれば、ウイルスから身を守りたい自分にとっては、これらの症状という道具を使わない手はないということになります。この身体のしくみを有効に使うことで、ウイルスに触れても悪さをさせずに、外邪との表での闘いを優位にできるのです。

さて、いよいよ、ウイルスと表で向き合うときの策略を開始しましょう。

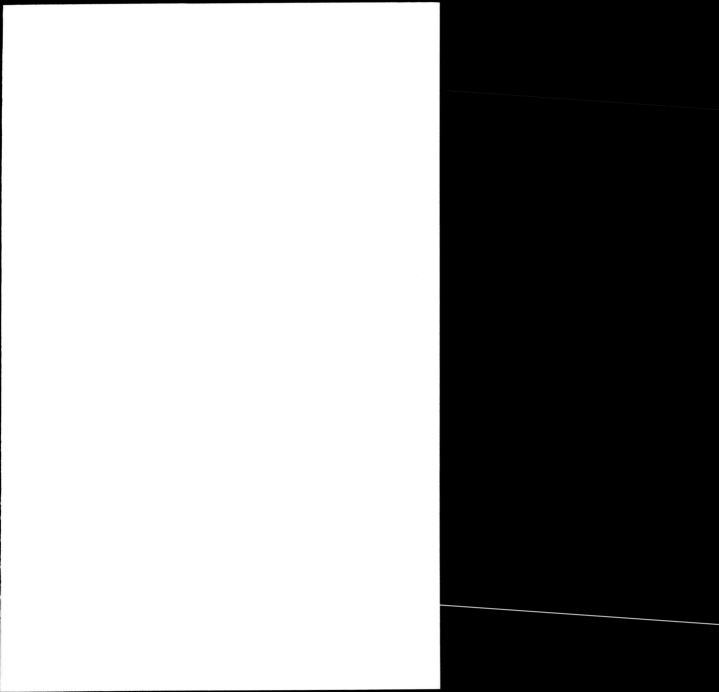

第5章 表の免疫力を発揮させる

1 「肺」の排除を応援する

人にうつすので嫌われものの咳や鼻水ですが、その一方で、侵入しようとするウイルスを追い出すためにわが身に備わっている「肺」の道具なのですから、これを上手に使って、ウイルスをなるべく浅いところで排除するのが、表でウイルスと向き合うときの策略の第一歩です。

基本的な考え方は、身体が出したがっているものは積極的に出すということです。それが「肺」の仕事ですから。「出るものは拒まず」が策略の合い言葉です。

(1) くしゃみ・咳

くしゃみや咳が出るときは、こまめに出しましょう。我慢したり咳止めで抑えたりしないで、出るものは出す。「出るものは拒まず」です。

ただし、無理矢理出そうとしたり、しつこく出そうとしたりすると、鼻や喉《のど》の粘膜を傷めることにもなりかねないので、適度にとどめる意識は大切です。

くしゃみや咳で人にうつさないようにマスクをするわけですが、自分自身の立場からみれば、せっかく追い出したウイルスを口、鼻周りにとどめて、また吸い込むことになるので、人前でなければマスクや布でふさがずに咳、くしゃみをするのが望ましいのです。当然、ウイルスを空気中にばらまくことになるので、人に対しても、結局は自分にとっても、他の人がいない場所で咳やくしゃみをするのはもちろんのこと、広い場所に向けてしたり、換気を利かせた環境にしたりすることを意識しましょう。

この条件が許さないときや人前では、いわゆる咳エチケットを励行します。ただし、口元をふさぐのに使った布や紙には、排出したウイルスがいると考え、なるべく早く処分するか洗浄します。手を使った場合は、流水で洗浄、もしくは消毒することが望まれます。

重症になって酸素吸入のために酸素マスクで口元を覆ったり、酸素テントで頭部全体を覆ってベッドに横になったりしているテレビ映像を目にしますが、この状態は呼吸の入口にウイルスを充満させているようなものなので、呼気を換気する工夫ができないものかといつも気をもんでいます。重症化すればするほど呼気に多くのウイルスが存在することになるので、これを外に追い出してあげたいですね。

(2) 鼻水・痰

くしゃみや咳は、空気の攻撃で異物、外邪《がいじゃ》を追い払おうとする手段です。ある程度の大きさのあるものは、こうした方法で概ね排除することができます。ウイルスのようなサイズのごく小さなものも、人から人にうつるときには、唾液や鼻水などの液体に混じって移動するので、ある程度の大きさになり、空気の吹きつけで液体と一緒に追い払うことができます。

しかし、もっと小さなサイズのものになると、空気の動きに逆らって表面に張り付くので、小さなサイズの異物や外邪を排除するためには、身体も水を使って異物をつかまえ、外に押し流す方法で追い払います。それが涙や鼻水で、もっと深いところで張り付いたものを押し流すのが痰になります。身体がこうした手段で液体を出すときには、その液体を身体の外に出して処分することが大切です。

鼻水が出るときは決して鼻水を吸い込まないでください。鼻水は吸い込まず、外に出すようにします。よく鼻をシュンシュンすすっている人がいますが、人前や電車の中ではそうせざるを得ないこともあるでしょうが、すすることは、鼻水を吸い込んで内向きの流れを提供して、せっかく鼻が食い止めたウイルスを喉に向けて誘い込むことになります。これは表の排除の手段と真逆の行為です。「出るものはすすらず」です。

鼻水や痰は、拭き取ったり軽くかんだりして外に追い出すようにします。ただし、両方の鼻穴をふさいで強くはき出すかみ方をすると、外に出にくい分、耳に逃げてしまうので、片方ずつや、外につながる隙間をつくってかむようにしましょう。

鼻水が鼻から垂れて口に入る前にこまめに拭き取りましょう。拭き取ったものは、同じものは使わず、そのつど処分しましょう。洗えるときは鼻周りを流水で洗うのがよいです。

痰もなるべく外に出します。咳と同じで、無理矢理出そうとする必要はありませんが、少し頑張って出せそうなら出すようにしましょう。

鼻も痰も絶対飲み込まないようにします。飲み込むと、喉はもとより、肺の入口近くまでウイルスを誘う機会となるからです。「出るものは飲み込まず」です。

拭き取りに触った手指は、そのつど清潔にします。できれば流水で洗いましょう。使った指でそのままどこかには絶対に触らないことです。特に自分の口や目には触らないことが大切です。

(3) うがい

最近のマスコミ報道では、以前ほど「うがい」の重要性が言われなくなりました。科学的に予防につながる根拠がないというのが理由らしいですが、統計的な調査の結果はともかく、身体が水を使って異物を外に追い出そうとしていることを考えると、うがいをすることで、身体と同じ手段で喉の外邪を排除することになるので、ウイルス感染に対しても十分役に立つと感じています。

うがいをするとき、声を出す声帯の辺りに水をためてガロガロする人が多いと思いますが、喉元や声帯付近には、痰を使った排除の手段を身体は持っているので、この部分の洗浄目的にはうがいの必要性はあまりありません。もちろん助かることは助かるので、身体もありがたいと感じているとは思いますが。

うがいが効果的なのは、後鼻漏《こうびろう》（前に出ず後ろから喉に回って落ちる鼻汁）がたまり、鼻の奥のほうで口とつながっている辺りです。つまり、口の奥の上のほうで、口を開けても外からはみえにくい口と鼻との境辺りです。ここは、鼻で食い止めた外邪を外に押し出せないときに残ってしまう外邪のたまり場で、居残った外邪と身体が最初に向き合う場所とも言えます。ここでウイルスや細菌が増殖しやすいので、ウイルスの存在を確かめるためのＰＣＲ検査では、この場所に綿棒を差し込んで粘液を集めるのです。

ここは、鼻水で外に追い出すには深すぎるし、痰を使って追い出すには上すぎる場所で、ここにいる外邪を身体の液体で追い出しにくい場所です。これをうがいでとってやろうというわけです。うがいをするときに、口の中にためた水を鼻の奥のほうに持っていくつもりで、頭のてっぺんを大きく後ろ下に下げて、うがいをします。

2 表の免疫は陽の力

鼻水や咳などの症状が出てきたら、「出るものは拒まず」で「肺」が使う排除の手段を応援するのですが、症状が出る前から心がけたい「表の免疫」の応援について考えてみます。予防策の基本となる策略です。

表の免疫を担う「肺」の排除の手段には、「内側から外に向かう力」が必要です。外に向かう力は「陽」の力です。「陽」は、火に代表されるような熱や活動、躍動感にあふれた勢いのある、上や外に向かう、広がりを持った様子です。身体の中にこうした状態をつくることで、身体の力を体表に引き出すことが、ウイルスと向き合う表の策略の鍵になります。

身体のしくみにはリズムがあり、昼間は外向きに「陽」の力が強まり、「衛気《えき》」（53頁）のはたらきも盛んになり、体表の防衛力も充実しています。夜になると、身体の内部のはたらきが主役になり、内臓を温めたり、活動で消耗した内臓の修復をしたりするしくみが盛んになり、体表の防衛力は手薄になります。夜にかぜをひきやすいのはこのためです。日頃から外向きの力を盛んにさせて表の防衛力を発揮させることが、予防戦略として大変重要なのです。

(1) 汗をかく

皮膚から侵入しようとするウイルスに対しては、汗をかくことでこれを追い返すことができます。病気で発熱して寝込んだときに汗を感じるのは、体温が高くなるからだけではなく、汗を出すことで外邪を追い払おうとする「肺」の外邪との向き合い方の一つでもあるのです。

汗の通り道「腠理《そうり》」は、外邪と闘う衛気の攻撃部隊の通り道でもあり、外邪の入口にもなるのですが、外邪は外から内へ通ろうとし、攻撃部隊は内から外へ向かう反対の流れで対抗します。汗も内側から外側への流れなので、攻撃部隊を応援し、外邪に対抗する力を提供します。

この関係を予防策に組み込むと、普段から汗をよくかくように心がけることで、内から外に向かう力を充実させ、外邪の侵入を阻止することになります。

ウイルスに罹患して寝込むような状態では身体を動かすのも難しいかもしれませんが、発症間際の軽症で、まだ動ける状態のとき、意図的に発汗するようにすれば、ウイルスとの闘いの大きな武器になります。動けない状態でも、寝床で横になって暖かくして少し汗ばむというような工夫も役立つでしょう。

汗と言えば、サウナや入浴でかく汗を連想する人も多いでしょうが、身体を取り巻く空気の温度が上昇して出る汗は、引き出される汗です。外邪の攻撃には、内から外に押し出す力が役立つのですから、身体内部の熱が盛んになって、内側から外に向かって押し出す力に導かれた汗が、防衛に役立ちます。

身体を動かしたり、楽しい気分で身体が温かくなったりして出る汗を目指しましょう。

ウイルス排除の目的から言えば、ウイルスを含む汗ですから、出た汗は、早めに拭き取ったり流したりするのが理想的です。

（2）大声で笑う

繰り返しますが、ウイルス対策には、体表に向かう流れを盛んにさせて「衛気」のはたらきを盛り立てることが大切です。ストレスや心配ごとが多いと、身体の中の流れが滞って身体の中心にこもりがちです。すると体表への巡りは悪くなり、「衛気」の力も衰えます。くよくよ気分やイライラ気分で身体の巡りをこもらせると、「陰《いん》」の状態になって、体表の「衛気」が弱まるだけでなく、ウイルスを内に呼び込む流れを強めかねません。楽しい気分、明るい気分の「陽気」になることで、外に向かう流れを盛んにして、「衛気」を充実させましょう。

深く気管支や肺まで入り込んだウイルスを追い返すには、肺の奥から空気とともにはき出すのが有効です。そのためには「たくさんはく」ことを意識した深呼吸が、表で向き合う免疫力の大きな助けとなります。その一番の手段は、大声で笑うことです。吸うよりもたくさんの呼気が使われ、しかも大量に出ていきます。くしゃみや咳と同様に、これが周りに感染を広げる手段となるので、集団感染の意味からは最も控えるべき行為ですが、それだけ危険ということは、自分にとってみれば、増殖する前に少しでも多くのウイルスを外に追いやる大変よい方法ということになります。周りに人のいない場所、広い場所、換気のよい場所で、大声で笑いましょう！

笑うことで気持ちも軽く楽しくなれば、内側から外側に向かう流れがさらに盛んになり、目、鼻、皮膚から侵入しようとするウイルスまでも跳ね返すことに役立つので、一石二鳥の方法です。

もっと言えば、裏の免疫力を、身体の深いところから引き出すことにも役立つ一石三鳥にもなる方法です。

自分一人ならここまででいいのですが、自分が人にうつすかもしれないことを配慮するなら、一石四鳥、大声を出すことは最強の伝染手段になるので、よろしくないことです。特に、対面や複数で食事中に大きな声で話したり、はしゃいで大笑いしたりすることは、感染防止の意味からは避けたいものです。横からみていてもあまり上品な食事の姿ではありません。歓談が目的の居酒屋ですが、自粛対象になったのは、店が狭いことやお酒を飲むという条件よりも、大声で騒ぐスタイルが一番の理由ではないかと思います。お酒も外向きの巡りを強める「表の免疫」の協力者です。公共の場では大騒ぎせずに、美味しいお酒と食事を味わって、楽しくおだやかに賑わいましょう。

3 身体の天然マスク――鼻

表の対抗手段として大切なことは、外邪を中に入れないことです。また、たとえ中に入られても、浅いところで跳ね返すことです。身体の最前線でその役目を果たしているのが、「身体のマスク」とも言える「鼻」です。

鼻は、皮膚の腠理《そうり》や口のように、状況に応じて閉じたり開いたりするものではなく、常に外界に向けて開いている空気の通り道、つまりは、ウイルスの通り道でもあります。この場所で、「肺」が担うべきバリア、フィルター、バッファーの仕事を、鼻が一気に引き受けています。ウイルスと向き合う表の免疫の舞台で、常に外界に門戸を開きながらもウイルスを侵入させない中心的な役割を果たしているのです。

（1）身体を守るバリアとフィルターのしくみ

鼻は肺につながる呼吸の出入口です。酸素を取り入れて、生命力を維持するはたらきの仕上げをします。これはウイルスに対抗する基礎力を提供することにつながる大事な役目です。

鼻は必要なものは通過させる一方で、外気の中の不要なものや有害なものが簡単に素通りしないようにブロックして鼻にとどめます。

鼻の入口に鼻毛があり、比較的大きな異物の侵入を物理的に阻止します。その奥の通り道は、鼻甲介《びこうかい》と呼ばれる入り組んだ襞《ひだ》の構造物に覆われていて、適度にふくらんだこの隙間を通過する間に、さらに細かな異物が粘膜に付着して取り除かれます。ウイルスの侵入もここで阻止するしくみです（図14）。

鼻甲介には、そこを通過中に、外気の温度や湿度を体内の条件に合うように調節するバッファーの役目もあります。

このように、鼻の穴は空気の通り道としてのただの管ではなく、身体を守るためのバリアやフィルターのしくみがあって、「衛気」のはたらきを担っています。身体が持っている天然のマスクのようなものです。

鼻毛や鼻甲介に触れながら通りにくい空間を外気が通過していくことが重要で、この通路がむくんでふさがって口呼吸になったり、乾燥しすぎて素通りさせたりすると、異物のブロックも外気の調節もできないまま、素通りした空気が肺に流れ込むことになり、ウイルスも容易に受け入れることになります。鼻甲介の適度なふくらみと表面の潤いを保つために、鼻には適度の水の存在が大切です。

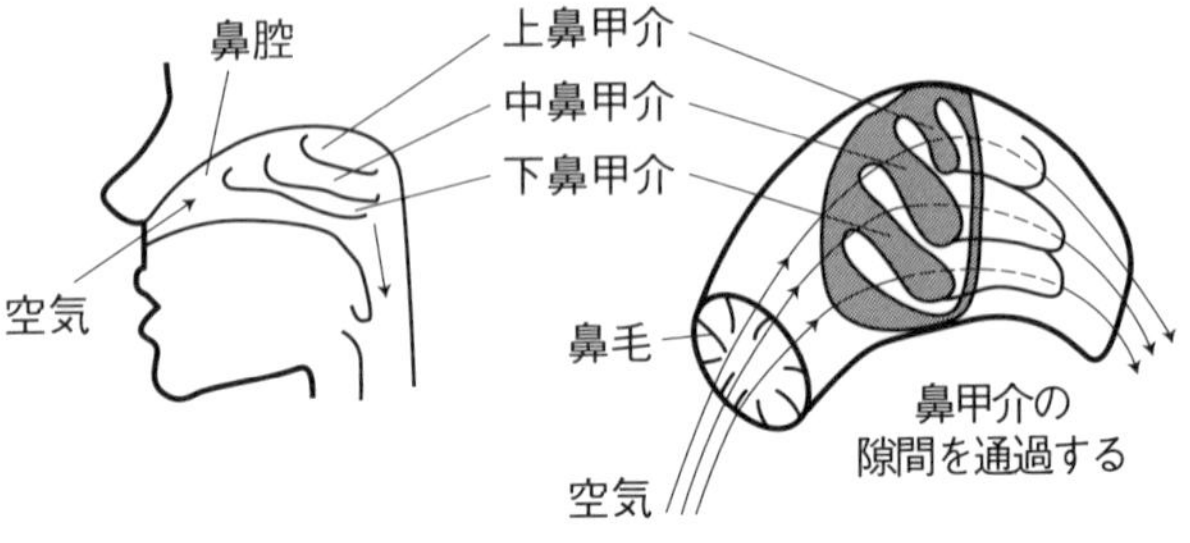

図14　鼻腔と鼻甲介の模式図

(2) 異物や悪環境から遠ざかるための嗅覚

鼻が匂いを感じるのは、美味しそうなものをかぎつけて食べるための役目もありますが、嫌な匂いや危険にかかわる匂いを感じることで、そこから遠ざかって身体を危険から守る役目もあります。「肺」の表の防御のはたらきの一部なのです。よいものには近づき、悪いものからは遠ざかるという、一種のフィルターの役目を果たしています。

匂いを感じるのは、匂い物質が水に溶け込んで、鼻の粘膜にある匂いを感じる嗅細胞を刺激するからです。そのため、嗅腺《きゅうせん》から水を出して鼻の内側を潤しています。この意味でも鼻の中の水の存在は大切です。水が不足して渇いてしまうと匂い物質を取り込むことができません。動きの悪い過剰な水でむくませてしまうと、嗅細胞を刺激する条件が悪くなり、匂いを感じ取ることができなくなります。巡りのよい適度な水の存在が大切です。

(3) くしゃみや鼻水で排除する

鼻には、身体に良いものだけを取り込むフィルターの役目だけでなく、外部から侵入しようとするものを積極的に排除するバリアの役目もあります。くしゃみ、鼻水など、内側から外に向かう気や水の流れで、外敵を外に追い返します。ウイルスと向き合って攻撃する表の免疫の大切な排除の手段です。くしゃみは空気で追い返しますが、小さな物質は水と一緒に鼻水として追い出さないとうまく追い出せないので、このためにも鼻には水が必要です。

この排除手段の反応が強すぎたり、乱れたりすると、くしゃみの連発や過剰な鼻水で悩まされる花粉症やアレルギー性鼻炎となります。

(4) 鼻は胃とも関係する

鼻は、顔面の中央にあるので、身体の中央にある胃と関係が深いと、東洋医学では考えます。お酒を飲みすぎたり食べ過ぎたりして胃に熱をこもらせると鼻が赤くなるとか、冷飲食で胃を冷やすと鼻にも水がたまりやすくなるとかいった現象を説明します。温かい飲食で胃が温まって水の巡りがよくなると、鼻でも水の動きが盛んになって透明な薄い鼻水が出やすくなるといった現象を、鼻と胃が関連していることで説明します。

冷たいもので胃を冷やしたり、食べ過ぎや飲み過ぎで胃に水をためたり、カロリーの高い食事で胃に熱をこもらせたりすると、胃だけでなく、鼻にも水や熱を充満させ、鼻のトラブルを生む原因となり、身体の天然マスクのはたらきを悪くします。

食べものや飲みものを適量に控えることが、表の免疫にとって大事な策略の一つです。

(5) 鼻に必要なこと

このように、鼻には、呼吸のための空気を取り入れるフィルター付き通路となり、嗅覚で身を守り、くしゃみ・鼻水で排除をするという役目があります。こうしたはたらきには、鼻が適度に潤っていることが必要です。鼻のある高い場所、表面まで、身体の内側から水を運んでくる必要があるのです。

鼻の水は少なくても、また多すぎても困ります。鼻まで届いた水が鼻で滞って充満してもトラブルの原因になります。水が身体の中で活き活きと巡っていることが大切で、そのためには、水を動かすための熱や元気が必要です(図15)。

冬になると鼻のトラブルが多くなるのは、寒さのために水の巡りが悪くなるからです。

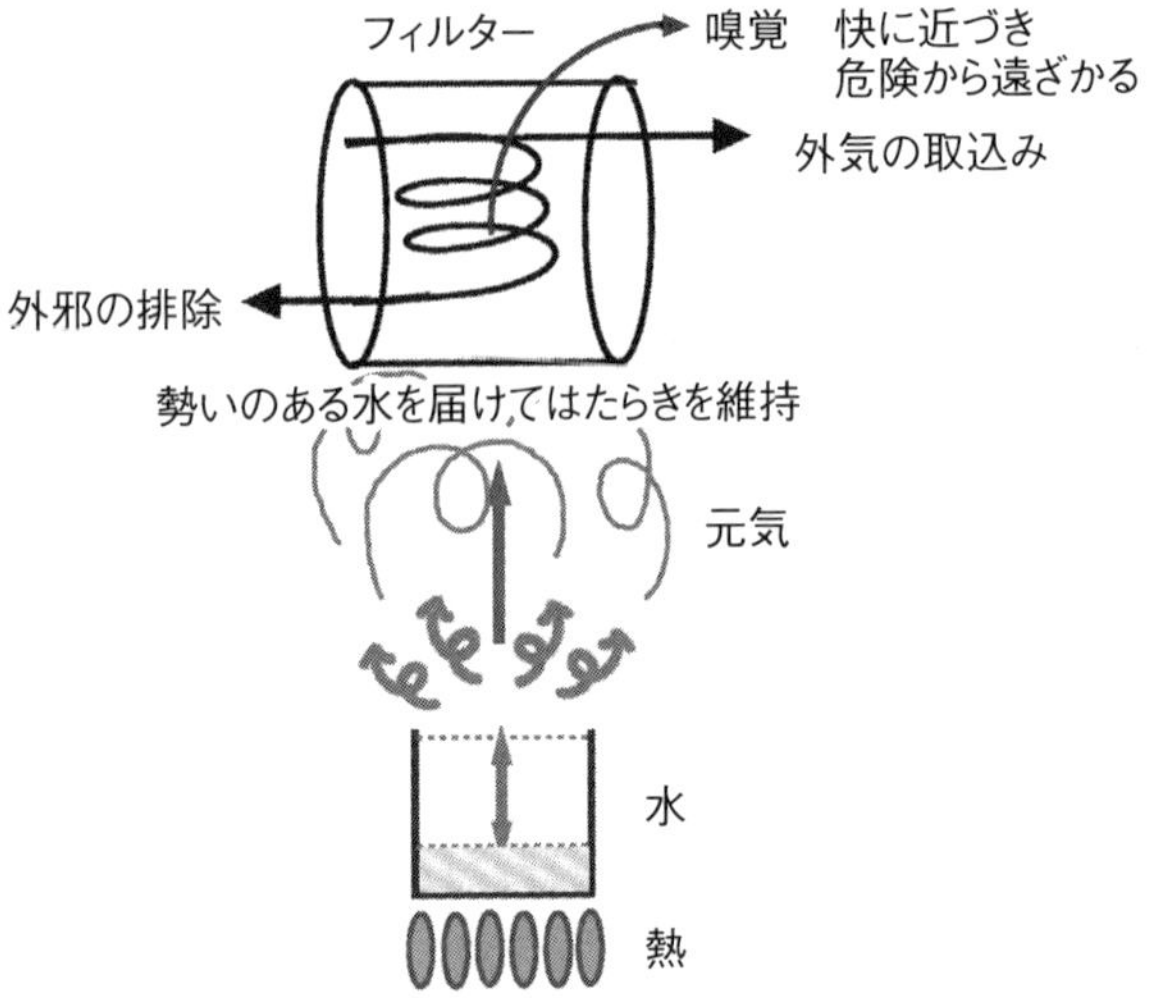

図15　鼻に必要なこと

冬でなくても、身体を冷やしたり、冷飲食で内側を冷やしたり、運動不足で熱が少なくなったりするなどの生活を送ると、あるいは、加齢で水を動かす力が弱るなどの条件があると、水の巡りは悪くなり、鼻のトラブルにつながります。

熱や元気があり余って、熱や水が上に押し寄せて上がったまま降りてこないと、鼻には水や熱が充満して、これも鼻のトラブルのもとになります。暴飲暴食、怒り、過労、寝不足、考えすぎなどの生活が、鼻にとってはこの種のトラブルの原因となります。

こうした生活が続くと、天然マスクとしての鼻の役目を果たせなくなり、ウイルスを容易に侵入させることになります。

4 鼻をマスクに使おう

(1) 使うことで鼻の役目を発揮させる

身体のしくみは、使うことで良い状態を保てるという特性があります。鼻のはたらきを充実させて良い状態を保つには、普段から鼻をはたらかせる(使う)ことが大切です。

鼻の仕事は空気を行き来させることですから、鼻の役目を十二分に発揮させるには「口を閉じて鼻呼吸」するのがよいのです。普段から口を閉じて鼻呼吸を心がけましょう。

肺の排除の役目を活かした鼻呼吸のしかたは、鼻から息を吸ったあと、吸ったときよりも長めにゆっくりと鼻から息を出すようにします。吸うときに鼻でつかまえた有害なものを、息を出すときに外に排除するイメージです。

鼻水が多いときや鼻の通りが悪いときは、無理して鼻から吸おうとせず、口から吸ってかまいません。息を出すときに鼻を使って、鼻から出せるだけ出すように頑張ります。通りが悪い状態で無理に吸い込むと、鼻とつながっている耳に水を引き込んだり、耳に不自然な圧をかけたりすることがあるからです。鼻の通りがよくないときには、激しく瞬時に吸おうとせず、ゆっくり優しく少しずつ吸えるだけ吸うようにします。

運動するときや鼻呼吸では苦しく感じるときは、口を使ってもいいですが、口を使った呼吸をするなら、悪いものは取り込まないように、「吸うのは鼻、はくのは口」を意識しましょう。

口呼吸をするときに、口を完全に開放するのではなく、舌先を上顎の歯の裏の付け根にくっつけた状態で開口すると、口の中が鼻の鼻甲介に似た構造になって、隙間を息が通って出入りすることでバッファーの役目が提供できます。

(2) 天然マスクとして使う鼻呼吸のしかた

鼻を身体の天然マスクとして使用するためには、なるべく口は使わず、息を吸うときもはくときも鼻を使います。実際にマスクをしていても、その中でさらに鼻呼吸をすることで、ウイルスの侵入を浅いところで食い止めることに役立ちます。

鼻で侵入を食い止めたウイルスを外に追い出すために、吸った倍の時間をはくことに使います。音楽の拍子で説明すると、1拍子に8分音符2つで「タ、タ」と2回鼻から吸って、2拍子分を「タン・タン」と4分音符2つで鼻からはく呼吸がお勧めです（図16）。

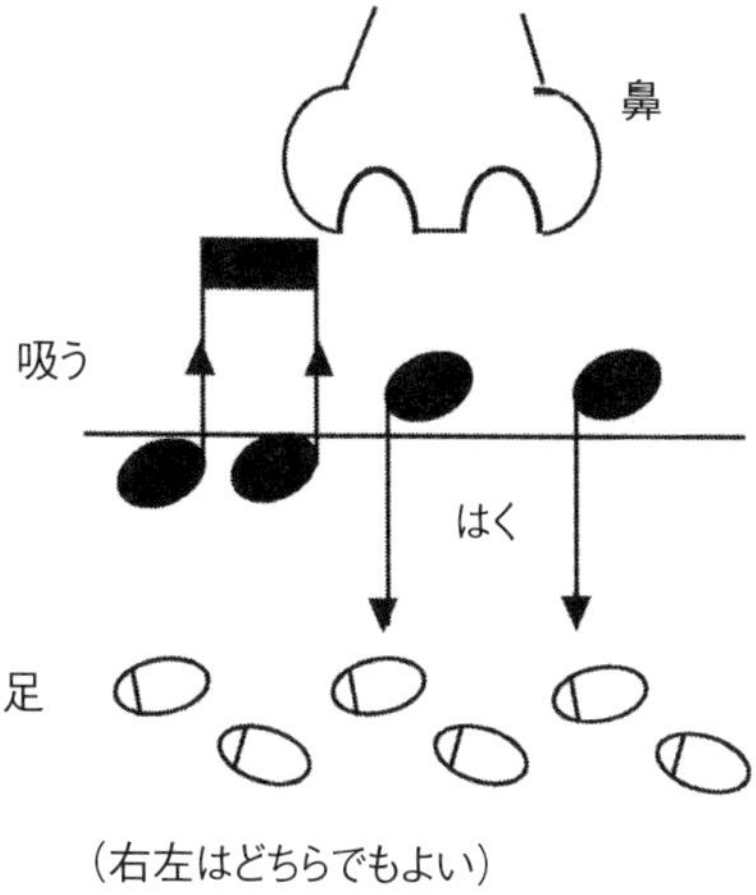

図16　鼻呼吸のしかた

うまくできなければ、歩くときや、立ったまま足踏みをするときに、足の動きに合わせて、「1、2」と吸って、「1～2、1～2」とはくようにするとテンポを合わせやすいです。4分の3拍子はワルツのリズムですから、安静時はゆっくりテンポで、歩くときは少し速いテンポでワルツのリズムに乗って鼻呼吸してみましょう。

苦しく感じるようなら、はくときの後半は口を開けて口からはいてもよいです。続けているうちに苦しく感じたり、たくさん吸いたく感じたりするときは、リズムを無視して鼻から欲しいだけ長く吸って深呼吸をしてかまいません。ただし、その倍くらい長い時間をはくようにします。

通常の呼吸をしただけでは、1回の呼吸で出し入れする量よりも、もっと多くの空気が肺の奥深くに残ったままになっています。吸った量よりも多くの量をはくことで、肺の奥深くの肺胞にたまっている空気と新鮮な空気を効率よく入れ替えることができるので、肺に侵入しているウイルスを追い出すのに役立ちます。「大声で笑う」効果に近いものを手に入れることができます。

日頃からこの鼻呼吸法を意識して欲しいのですが、特に満員電車や3密（密閉・密集・密接）を避けられない状態におかれたときには、マスクをしたうえで、この呼吸法を意識して励行すると、ウイルスの侵入防御効果を倍増させることに役立ちます。

5 表の免疫を強める食材

日常の食事で、表の免疫に有利な身体の状態にする方法を考えましょう。

表の免疫に欲しいはたらきは、外に向かう力、「陽」の力です。食材の持つ作用で、体表の発散が強まり、発汗したり、体表への巡りがよくなって身体が温まったりするものが表の免疫に役立ちます。

(1) 味と食材の作用

東洋医学では、身体のしくみを支えるはたらきを5つの役割分担でとらえる考え方があり、これを「五行《ごぎょう》」と言います。自然界に、水、土、木、金、火の存在がみられるように、身体の中にも、身体の一つひとつのはたらきの中にも、同じように5つの要素をみつけることができると考えるのです。

五行の考え方で食物の味を分析すると、酸《さん》、苦《く》、甘《かん》、辛《しん》、鹹《かん》の5種類の味に分けることができます。これを「五味《ごみ》」と言って、それぞれの味に、身体にはたらきかける特徴的な作用があると考えています。

辛味―ぴりっとする辛味は、身体の中の巡りを盛んにさせて、発散や発汗に作用します。身体の内側にあるものを表に引っ張っていくので、「肺」の表の免疫力に役に立つ味です。五行では「金」に属する味で、「肺」と関係の深い味として位置づけられています。血液や水、「気」の流れがよくなると、滞りが原因の痛みがとれます。生姜やネギを食べるとかぜがよくなったり、捻挫や打撲に辛子の入った湿布をしたりするなどという療法に関係しています。

酸味―すっぱい酸味には収斂《しゅうれん》作用と言って、軟らかいものを固めたり、漏れ出るものを止めたりする作用があります。口渇《こうかつ》や鼻水が多い、汗が多い、水様便、頻尿などの症状の軽減に役立ちます。発汗して喉が渇いたときに、レモン水や梅ジュース、下痢のときに梅干しといった使い方と関係します。

酸味のあるものの中で特に芳香性の強いものは、気の巡りをよくするとも考えられています。収斂作用と反対の作用ですが、内に固まりがちな巡りを解放して外に向かわせる効果があるので、「肺」の表の免疫に活かすことができます。酢の匂い、柑橘系の香り、多くのハーブにこうした作用があります。五行の「木」に属する味で、表の免疫で攻撃要素として「肺」を助ける「肝気」のはたらきと関係の深い味です。

苦味—苦味は身体の熱の勢いを鎮めるはたらきがあります。熱の性質を持つ咳、出血、胃痛を鎮めてくれます。苦味には余分な水を乾かすはたらきもあるので、胃もたれや下痢といった水っぽい胃腸症状を改善させる効果があります。口内炎や食欲不振にミョウガ、咳や胃弱にフキといった使い方と関係します。この味のものを食べすぎると反対に胃腸を悪くすることもあります。五行の「火」に属する味で、中枢神経のはたらきと関連する東洋医学で言う「心《しん》」と関係の深い味です。

甘味—胃腸のはたらきを整えて身体のはたらきに必要なものを補い、急な症状を緩和します。虚弱な体質を強めたり、急な腹痛や足のつりを解消したりする作用があります。疲れたときに甘いものが欲しくなったり、胃けいれんにイチジクとハチミツが効いたりすることに関係します。五行の「土」に属する味で、胃腸のはたらきに関連する「脾《ひ》」と関係の深い味です。

鹹味《かん》―塩からいしょっぱい味のことで、乾燥を潤したり固まりを軟らかくしたりする作用があるとされています。五行の「水」に属する味で、排尿や排便をよくしたり、下腹部の痛みを和らげたりします。昆布やクラゲが髪のつやをよくしたり便秘を解消したりすることに関係します。裏の免疫にかかわる「腎《じん》」と関係の深い味です。

食べものにおける「五味」の作用は薬ほど明確ではありませんし、味以外のいろいろな作用がそれぞれの食材にあって、個々の食べもの特有の作用で、ここで述べた味の性質とは反対の作用が特徴となることもあります。一般的な傾向として理解しておいてください。

(2) 発散を助ける食材

表の闘いに必要な作用を考えると、辛味の発散や酸味の芳香性などの作用が役立ちます。ネギ、生姜、コショウ、わさび、唐辛子、シナモンなどの薬味や香辛料が発散力を強めてくれます。味以外の作用も含め、食べることで暖かく感じたり、じわっと汗を感じたりするような食材が発散を助けてくれます。生姜湯や卵酒などがかぜのときに好まれるのも、こうした作用と関係します。刺身や豆腐やそうめんなど、冷たい食べものが胃のもたれをつくらないように、刺身にわさび、冷や奴やそうめんに生姜やネギが添えられるのは、薬味の発散作用を利用しているのです。

適度のお酒にも、熱を増やし巡りをよくする作用があります。お酒の場合、アルコールそのものは身体を温めて発散に作用してくれますが、ビール、水割り、サワー、ハイボールなど冷たい形で飲む飲み方では、身体を冷やしたり、水の摂り方が多くなったりする弊害のほうが大きくなってしまいますから注意が必要です。体表まで身体のはたらきを引き出す陽気を圧迫してしまい、衛気に援軍を送るしくみの足を引っ張ることにもなりかねません。常温で飲むお酒や、お燗やお湯割りで飲む方法を主にしましょう。シャンパンや白ワインなど冷やして飲むものは少量ずつ飲むことが大切です。冷酒や少し冷やした赤ワインなどは口の中で温めながら、舌の上で立ち上がる薫りを鼻の奥で楽しむようにして飲むと、味わいも深くなります。

どの食材にしろ、お酒にしろ、発散を助けてくれる一方で、摂りすぎると、発散が強すぎて身体の消耗につながったり、発散の作用が防衛の窓を広げすぎたりして、ウイルスの侵入を許すことにもなりかねないので、過剰にならないように注意することも必要です。

第6章 裏の免疫――内で固める凝集《ぎょうしゅう》の「腎《じん》」

1 身体の内側ではたらく「腎《じん》」の陰《いん》的役目

表の闘いで排除しきれなかったウイルスは、身体に侵入し、身体のはたらきに支障を来しながら、より深い場所へと侵入を進めます。そもそもウイルスは、細菌や異物よりもずっと微細で、「肺」の排除の手段をかいくぐって体内に入りやすい性質を持っています。

そのため完全な防御や排除は難しいので、表の免疫で侵入するウイルスの数を減らすにしても、多かれ少なかれ、ウイルスは必ず身体の中に入ると考えたほうがよいでしょう。

表で排除できてかからないですめば一番よいのですが、ウイルスと向き合うからには、ウイルスが侵入してからの、身体の中でのやりとりが本番で、命を懸けた本丸の闘いと言えます。ウイルスが身体に侵入しても、ウイルスが増殖しないように、ウイルスが増殖して発症しても軽症ですんで死なないようにするために、身体の内側では、東洋医学で言う「腎《じん》」の免疫力が作動して、ウイルスと向き合います（56頁）。

「腎」による裏の免疫では、外敵を身体の中で封じ込めて、分解したり吸収したりして悪さをさせないように対処します。表で外に追い返そうとした「肺」の「陽」的手段と違って、身体の内側で解決する「陰《いん》」の性質を持った手段です。この手段は、外から身体に侵入したものにだけでなく、身体の内側で発生した異常や病気に対しても使われます。

このはたらきが弱まって生じる病気に、ウイルス性肝炎やエイズなどの内臓のウイルス感染症、自分の身体の細胞が変性した異常な細胞の増殖を止められずに発病する悪性腫瘍、このはたらきが乱れて自分自身の細胞や組織を攻撃する関節リウマチや膠原病などの自己免疫疾患があります。

2 東洋医学でみる「腎」のはたらき

裏の闘いを担う、東洋医学で言う「腎」は、現代医学の腎臓のはたらきとは大きく違った概念で、先天的に受け継がれた生命力を蓄える場所と考えています。生命情報や生命の維持に必要なエッセンスを凝縮していて、成長、生殖、老化に関するはたらきを生涯にわたって左右する大変重要なもので、「先天《せんてん》の本《ほん》」と呼ばれます。命の根幹にかかわるはたらきで、外邪《がいじゃ》と向き合う状況でも、命に直接かかわる事態になると、「腎」が登場して問題解決に臨むのです。

「腎」は生命活動の原動力を提供しますが、「腎」だけで生命活動を担うことはできず、いわば命の種火のような存在です。生命活動を休眠させる形で必要なときまで保持していて、時期や状況に応じて、必要な機能を適宜提供します。

年齢によって変化する骨格、歯、髪、知能、生殖機能などのはたらきにも「腎」が関係しています。幼児の頃には骨も脆弱で髪も少なく歯も生えていないのが、「腎」の充実とともに生えそろって骨も太く丈夫になります。加齢が進み「腎」の力が衰えると、骨はもろくなり、髪や歯も抜けるようになります。骨《こつ》粗《そ》鬆症《しょうしょう》と言えばカルシウムの不足が強調されますが、カルシウムは骨の材料にすぎません。骨の病的な変化をおこさないためには、「腎」の勢いを温存することを日頃から考えることのほうが、カルシウムを摂ることよりももっと大切であり、役立つのです。

東洋医学では、「腎」と骨の関係を説明するのに「腎は精を蔵し、精は髄を生じ、髄は骨を養う」と表現しています（図17）。

精とは生きるためのエッセンスで、これを「腎」に蓄えているのです。この精から髄がつくられます。

髄には、脊髄やその延長である大脳も含まれ、脊髄から出る末梢神経のはたらきや脳のはたらきにも「腎」は影響するので、知能や記憶力が年齢とともに変化するのに「腎」の

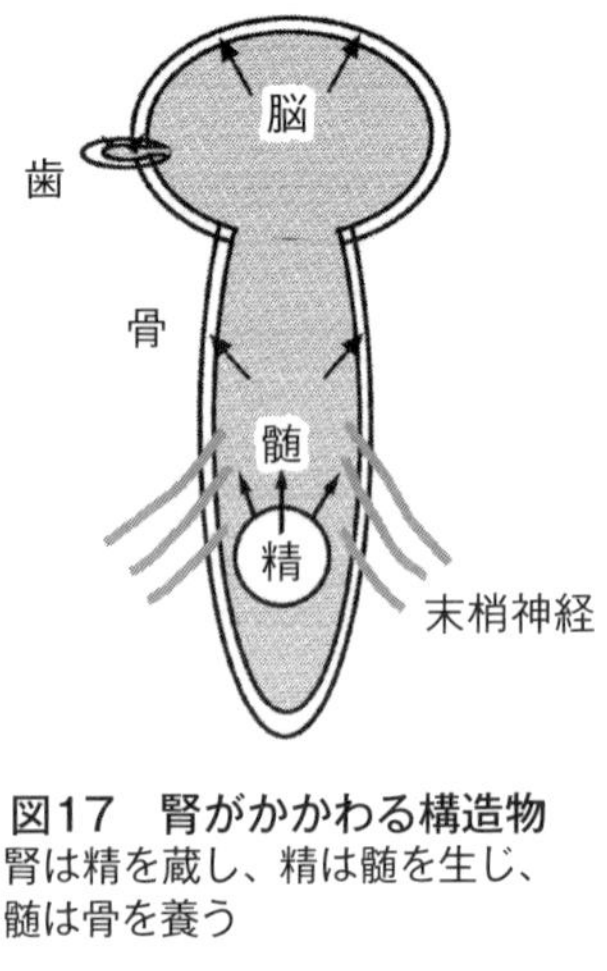

図17　腎がかかわる構造物
腎は精を蔵し、精は髄を生じ、髄は骨を養う

状態が深くかかわっています。

骨の中心部分には骨髄があって、この細胞が骨をつくったり壊したりして、骨を丈夫にしています。「髄は骨を養う」という関係を示しています。東洋医学では「歯は骨の余り」とされていて、歯の成長や脱落も骨と同じく「腎」のはたらきと関係していると考えています。骨髄と歯髄はつながっていて、脳髄、脊髄などと一体のものと考えています。

年齢が来れば月経が始まって生殖という形で個体を越えて生命力の受け渡しが可能になります。男性も「腎」の力で生殖機能が充実します。この他、髪の毛の様子、大小便の排泄、耳のはたらきとも深くかかわっています（図18）。

「腎」は背筋や腰の筋力、下半身の力を左右していて、高齢になって腰が曲がったり、足腰が弱ったりすることに「腎」の状態が深く関係しています（図19）。

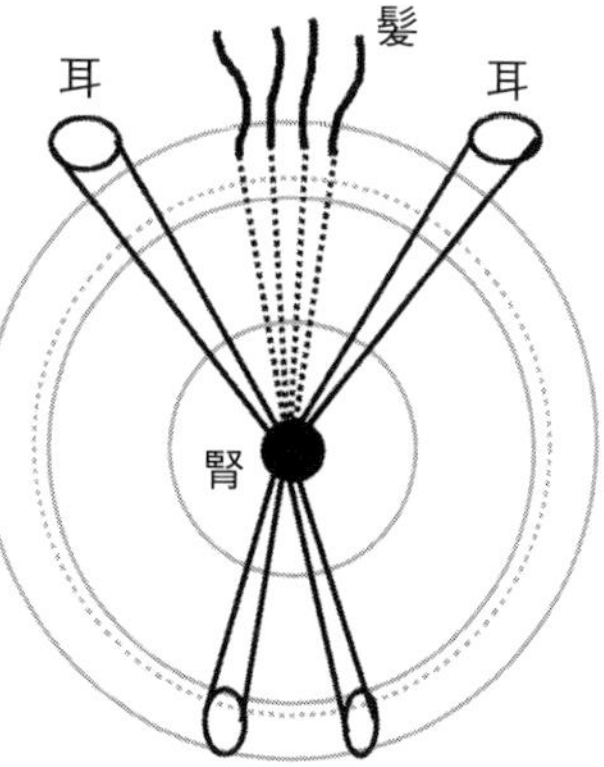

図18　腎と関係の深い場所

「腎」が関係するこれらの筋肉は、手足の末端や指を動かす筋肉のように、激しい動きや細かな作業をするためのものではなく、身体の軸を固定したり、姿勢を維持したり、重いものを持ったりするときに力の入る筋肉です。このように「腎」は、生命力や構造物の根源として土台を支える存在で、「陰」の意義が大きいはたらきです。足腰の動きでも、よく動き回る膝から先よりも、太ももや腰など、自分は動かずに動きの軸や要《かなめ》となる場所の力にかかわります（図20）。

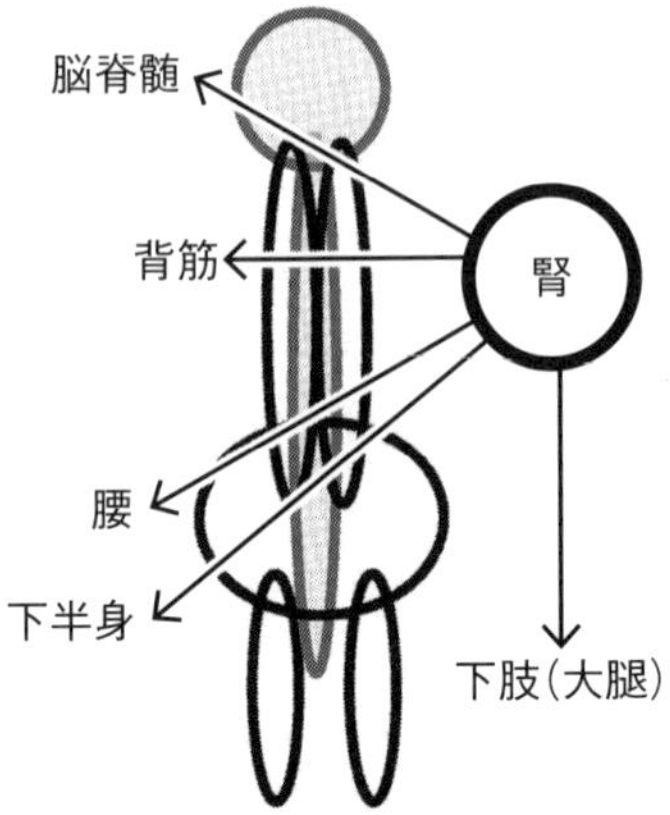

図19　「腎」と関係する構造物

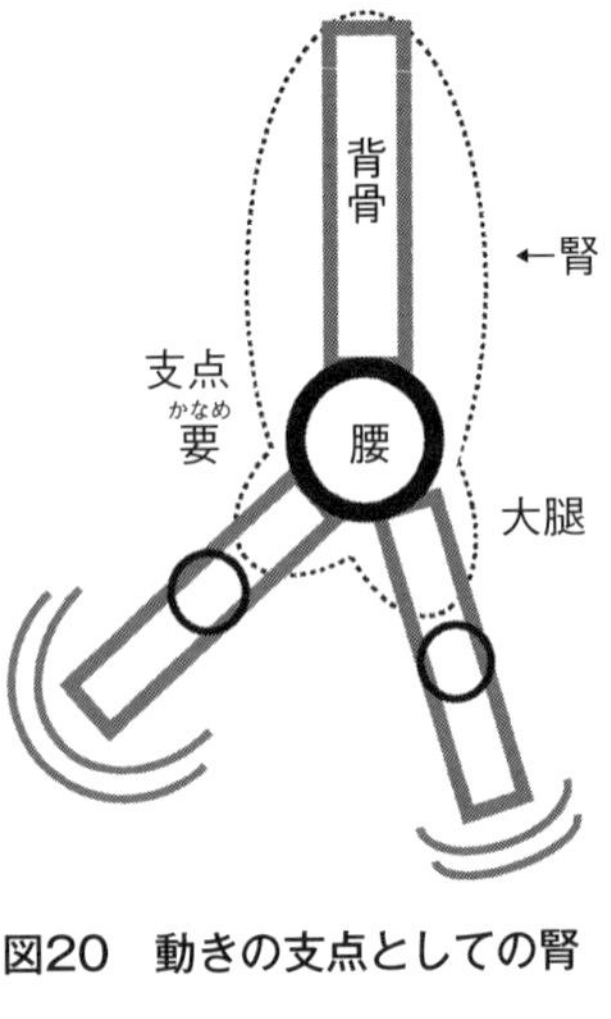

図20　動きの支点としての腎

身体の動きの要なので、漢字で肉体を意味する部首の肉月《にくづき》に要と書いて「腰」の漢字になります。「腎」は、あまり表にみえる存在ではなく、中心や土台にあって、そこからいろいろなものが生まれてつくられる存在です。

植物で言えば種に、天体（地球）で言えばマグマや海洋、湖水に相当する存在です。

身体機能で言えば、皮膚や髪の毛をつくるもとになる細胞、骨をつくる骨芽細胞、血球をつくる造血幹細胞など、細胞の存在が「腎」の性質に相当します。身体全体の中で言えば、身体を構成する一個一個の細胞が身体の「腎」、細胞で言えば細胞核が細胞の「腎」、細胞核の中で言えば遺伝子（GENE《ジーン》）

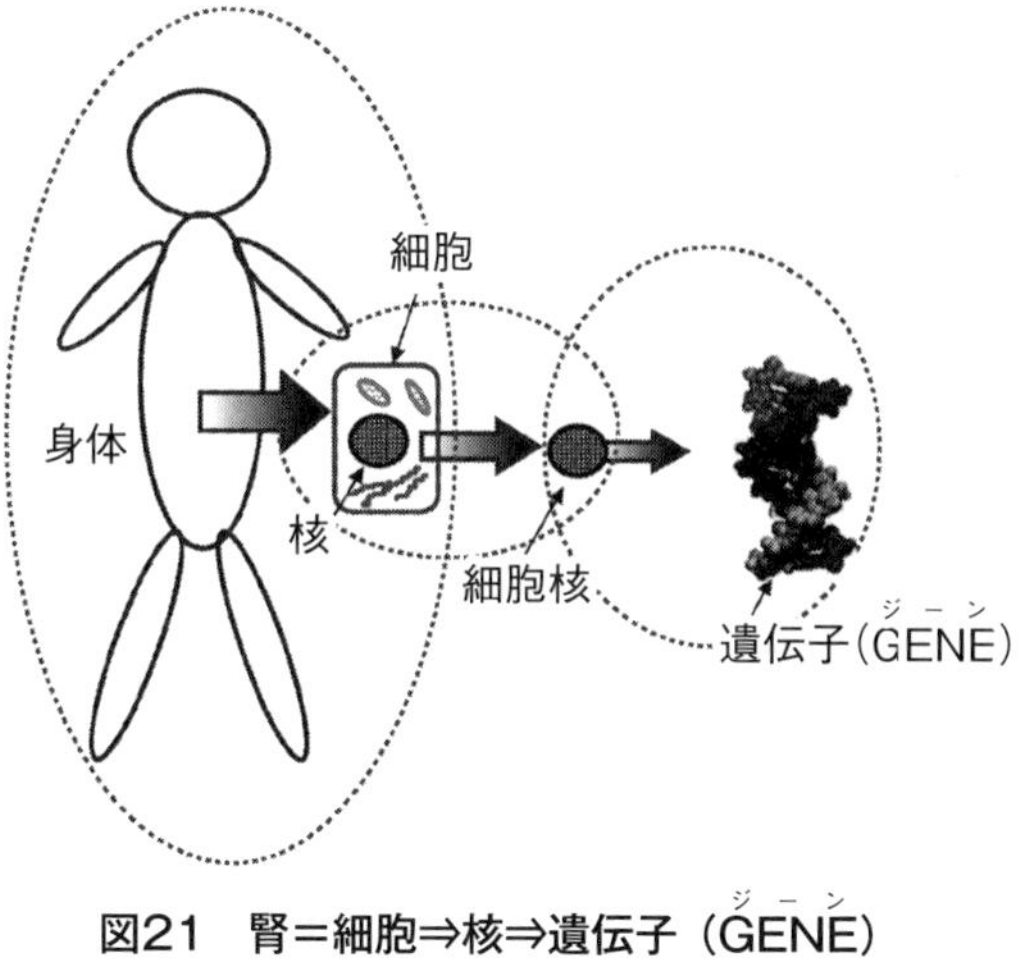

図21　腎＝細胞⇒核⇒遺伝子（GENE《ジーン》）

が細胞核の「腎」といったように、何かを形成する根本的な存在が「腎」に該当します（図21）。

3 「腎」を助ける身体のはたらき

「腎」に蓄えられた命のエッセンスだけでは生命力は発揮できないので、身体の他のはたらきの助けをかりて、「腎」に秘めている力を役立つようにします。植物の種が、土や水、太陽の光や温度の助けをかりて芽を出すのと同じような関係です。

まず胃腸とかかわる「脾《ひ》」が、飲食物から取り出した水や栄養を提供して「腎」の力をふくらませます。「脾」の上に持ち上げる力（昇清《しょうせい》）を使い、情緒や自律神経とかかわる「肝」がその力をさらに外へ上へと引き出して（発揚《はつよう》）、身体中のびやかに巡らせます。

その巡りを体表で「肺」が受け止めます。「肺」は身体の一番表面にあって、外界と身体内を分ける境界線にあります。そのため外邪と向き合う表の免疫力（宣散《せんさん》）を担うので

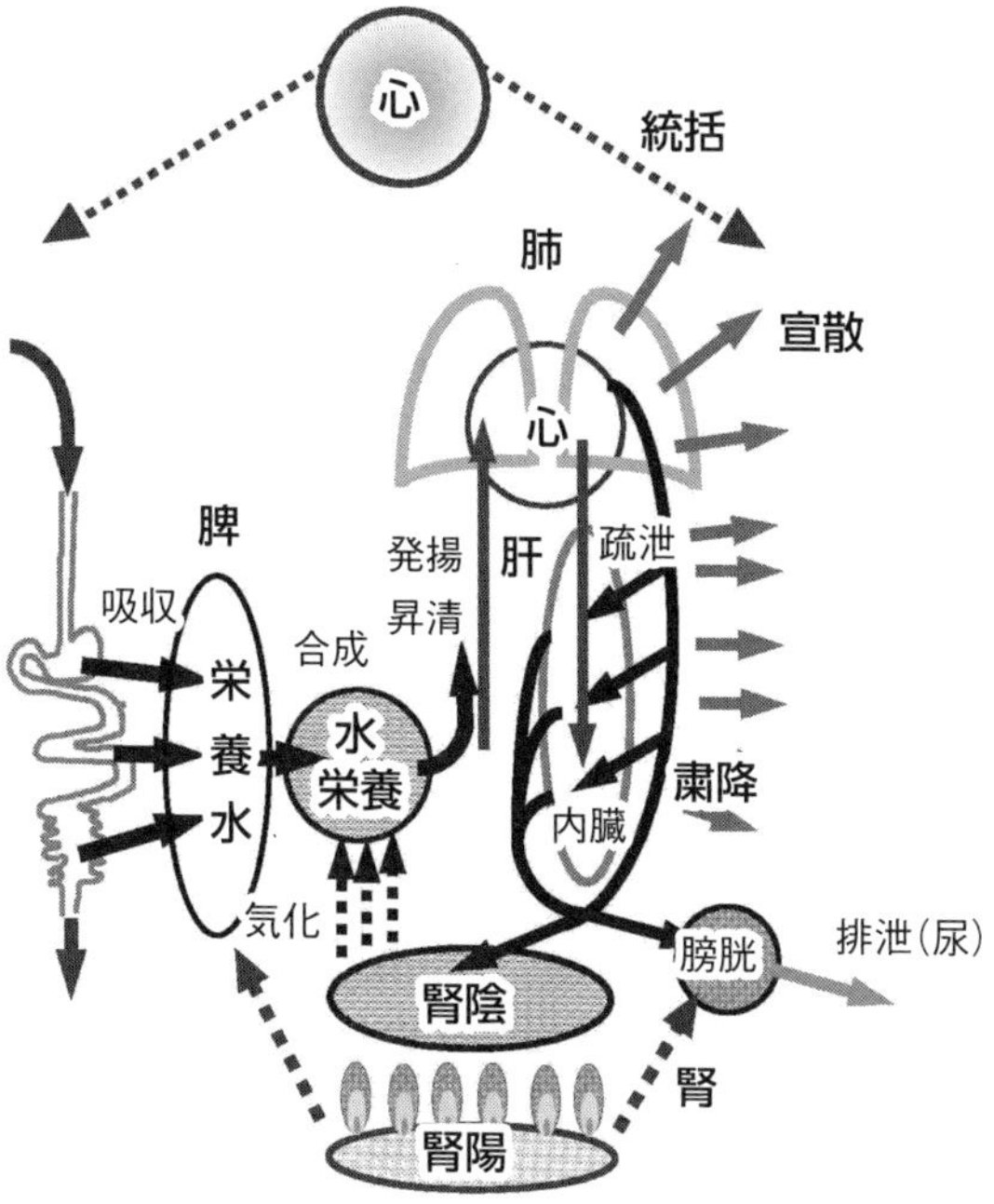

図22　「腎」を助ける身体のはたらき

すが、外敵と向き合う仕事の他に、「腎」の力を身体全体に配るために、身体の芯からわき上がってきた力や水を、シャワーのように身体の内側に降り注ぐ役目（粛降《しゅくこう》）も持っています。

「肺」がつくった内向きの流れを、もう一度「肝」が受け継いで、身体の隅々まで、必要としているところに送り届けます（疏泄《そせつ》）。

「肝」は体表では外敵への攻撃要員として、身体の内側では、運搬役としてはたらいているのです。

脳のはたらきや心臓のはたらきと関係する「心《しん》」は、太陽のように熱を降り注ぎ、こうしたはたらきに活動力を与えます。全体を見渡して、身体の状態や必要性に応じてそれぞれのはたらきを調節する統括役もしています（図22）。

こうしたはたらきが、身体の奥深くにある「腎」を包み込むように、「腎」→「脾」→「肝」→「肺」の順に層構造をなしていて、少し次元の高いところから「心」がそのはたらきを見守っています（図23）。

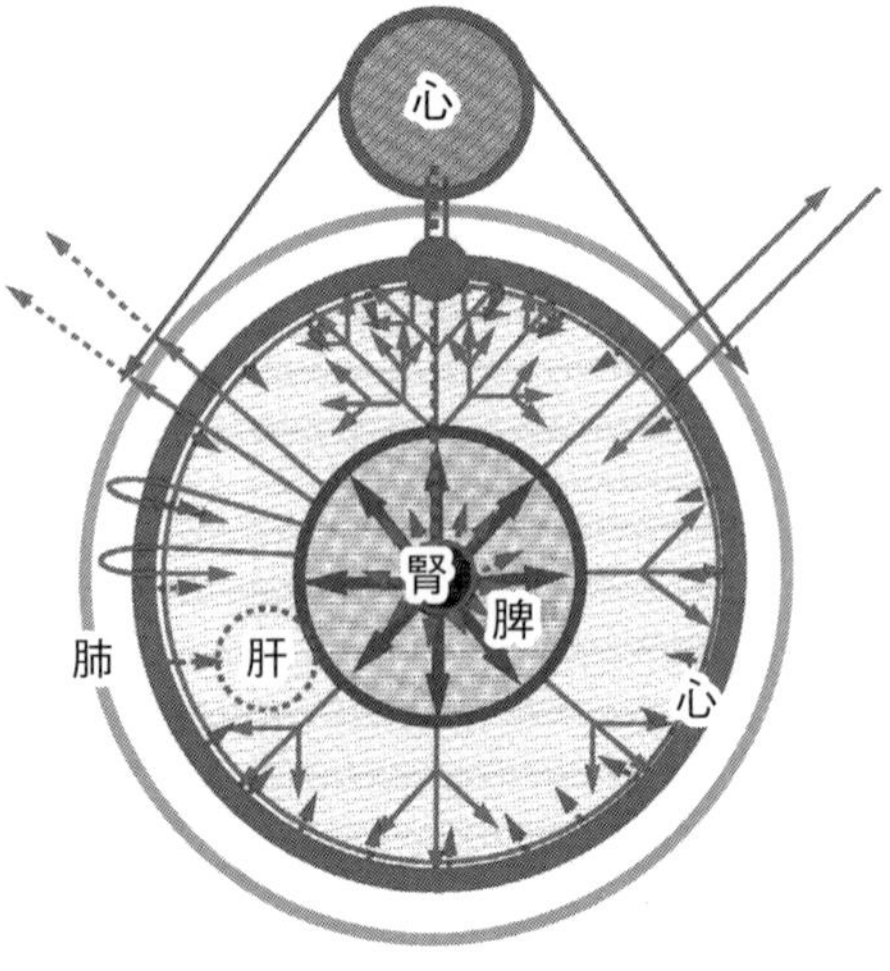

図23　身体のはたらきの配列概念

4 腎の防衛機能

「腎」が外邪から命を守る手段は、表を担当する「肺」とは大きく違います。「肺」が使う手段は、体表で体外に跳ね返して追い払う方法ですが、紫外線のように物理的に追い返すことができない相手に対しては、体表でも「腎」の防衛力が作動します。その現象が日焼けです。

紫外線や放射線は「肺」のバリアを素通りして細胞核にある染色体や遺伝子の異常を引きおこします。日焼けは、紫外線のエネルギーから細胞を守るために、メラニン色素という黒い色素が皮膚にばらまかれた結果なのです。これも「腎」のはたらきによるもので、黒い色素が紫外線のエネルギーを吸収して封じ込めることで、生体に悪さをしないようにするのです（図24）。

同様に、「肺」が体外に排除しきれなかったウイルスは、体内深部に侵入しますが、体内の深い部分になると、外に排除する追放の方法が使えません。身体の深いところでは、

「腎」による隔離、封じ込めの手段が必要になります。現代医学で言うと、貪《どん》食《しょく》機能（有害物や不要なものを細胞内に取り込んで分解消化する作用）、瘢痕化《はんこんか》、繊維化などが「腎」の防御の手段と関連する現象です。「肺」の排除の方法では、外邪と向き合ったあとに残るような支障はほとんどないのですが、外邪を封じ込める「腎」の手段では、瘢痕など身体の構造物や機能をある程度犠牲にして、傷跡のような状態を残すことが多いのです。外邪の影響を受けた場所の組織や生体機能にピリオドを打ってでも外邪を封じ込めることで、さらに広い他の部位にまで問題が波及するのを阻止しようとするのです。それだけ、「腎」が向き合う問題が、生命の存続を左右する危機的状況におかれた問題であることを意味します。

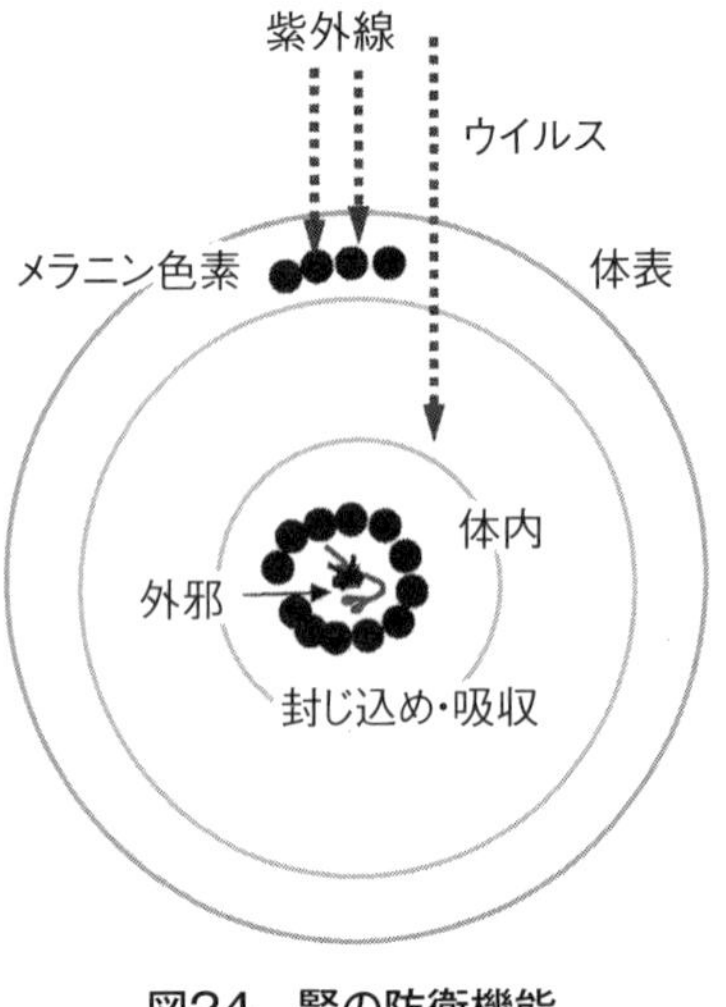

図24　腎の防衛機能

生体防御における「腎」の登場は、深部における最後の手段として発動されるので、病状がそれだけ命に直結する重症であることを意味します。ウイルス感染症で重篤化して死なないためには、命と直結する裏の問題のためにはたらく「腎」の力を日頃から育てることが命を守る策略の柱となります。

裏の免疫力を強くする策略

ウイルスに克つ鍵は、裏の免疫力を発揮する「腎《じん》」をどれだけ強くするかということです。新型コロナウイルス感染症で亡くなる人に、高齢者や持病を持った人が多いのは、高齢や持病と向き合うことで「腎」の力が弱まっているところに、さらに、ウイルスと向き合うことに「腎」の力を使わなければならなくなり、そもそもの命を支える「腎」のはたらきにもゆとりがなくなった結果、命を落とすことになったからでしょう。

「腎」の力を温存し、さらに育むことが裏の免疫力を豊かにする策略の柱です。

「腎」の力は、生命の熱とも言える「腎陽《じんよう》」と、生命の水とも言える「腎陰《じんいん》」とから成り立っています。

「腎陽」は生命のパワーの根源です。「腎陰」は身体の予備力を蓄え、身体を潤し身体の興奮を鎮める根源です。「陽」は力や熱、「陰」は燃料や潤いと考えればいいでしょう。

「腎陰」を燃料のようにして「腎陽」の力が花開きます。冷たい水を熱で温めて、熱い軽やかな水蒸気にするように、「腎陽」の力で「腎陰」の予備力が引き出され、身体に活力が生まれます。

1 腎を温存する――「酷使しない」「冷やさない」

(1)「腎陰」の温存

「腎」を温存するためには、まず、過労や精神の酷使など、身体に過酷な状況をつくらないことが大切です。当たり前のことかもしれませんが、心身の酷使は生命力を圧迫し、「腎」の力の無駄遣いになるからです。

一生の力を預かる「腎」ですが、ここ一番、というときは、命の貯金を削ってでも目の前のことを解決するしくみにスイッチが入り、命の燃料とも言える腎陰を提供するのです。今を乗り越えなければその先の寿命があっても意味がないからです。かといって、そんな貴重なスイッチを、無駄に入れたり、頻繁に入れたりしていては、命がいくらあっても、「腎」の力がいくらあっても足りません。と言うよりも、そんな命の使い方はもったいないです。

かといって、何もするなと言っているのではありません。頑張らないといけないときは、何度となくやってくるでしょうから、そのときは懸命に（文字通り命を懸けていますね）頑張るとして、「今は命を削ってるぞ」という認識をしっかり持って、課題が一段落したら、のんびりと回復モードを意識して、腎陰を補充することを心がけましょう。頑張りの最中でも、ゲリラ戦のように、チャンスをみつけては休憩する、できるときは10分でも早く長くとにかく寝るという「三重く」の睡眠を「腎」の温存策として持っていましょう。

ここ一番の大きな場面でなくても、生きて活動するということは、大なり小なり腎陰を消耗します。生きているかぎり腎陰を消耗しているということです。その意味では、腎陰をまったく使わないでいることは不可能なこととも言えます。活動による腎陰消費と、睡眠による腎陰補充とを常にセットで考えること、それが大きな意味での腎陰の温存になります。

（2）「腎陽」の温存

命の燃料「腎陰」に活動モードのスイッチを入れるのは「腎陽」です。生命活動や病気の解決に直接向き合うのも、燃料によって活性化された「腎陽」です。

腎陽の温存には、身体の熱を保つことが大切です。ウイルス感染症で高熱が出るのは、ウイルスが悪さをした結果の症状と思われがちですが、ウイルスは熱に弱く高熱下では生存しにくいので、ウイルスへの対抗手段として身体が熱をつくり出しているとされています。そのため、高齢者や熱をつくれない事情のある身体では、感染しても高熱が出ず（出せず）、重症化することが多いのです。ウイルスに感染して発熱することは、身体がウイルスと闘えていると考えることもできるのです。身体の熱を守る冷え症対策（拙著『家庭でできる漢方①冷え症』（農文協）をご参照ください）が、ウイルス感染症の対策にもなるのです。

腎陽温存の視点から大切なのは、まずはとにかく冷やさないことです。それでは、冷えがどこからやってくるのか考えてみましょう。

（3）身体の熱不足に備える

冷えの第一の原因は、身体にゆとりがなくて冷える状態です。先天的な熱を蓄える「腎」のゆとりがなくなって熱の不足にいたる状態です。「腎」のゆとりがなくなるにはいろいろな原因がありますが、加齢、重病、慢性疾患、長期にわたる心身の過労、寝不足など、ここまでに登場したいろいろな条件が、「腎」のゆとりをなくし、熱の不足を招き、それが「腎」の力を弱めるという悪循環になります。「腎」を鍛える次項の作戦で「腎」のゆとりを積極的に増やすことで腎陽の補充を考えましょう。

身体の熱が不足する理由には「腎」のゆとりのなさの他に、身体が十分な熱をつくれていないこともあります。生きものは、もとから熱があるのではなく、生命活動によって熱をつくり出しています。つまり活動レベルが低いと熱の産生は少なくなり、蓄えも減って

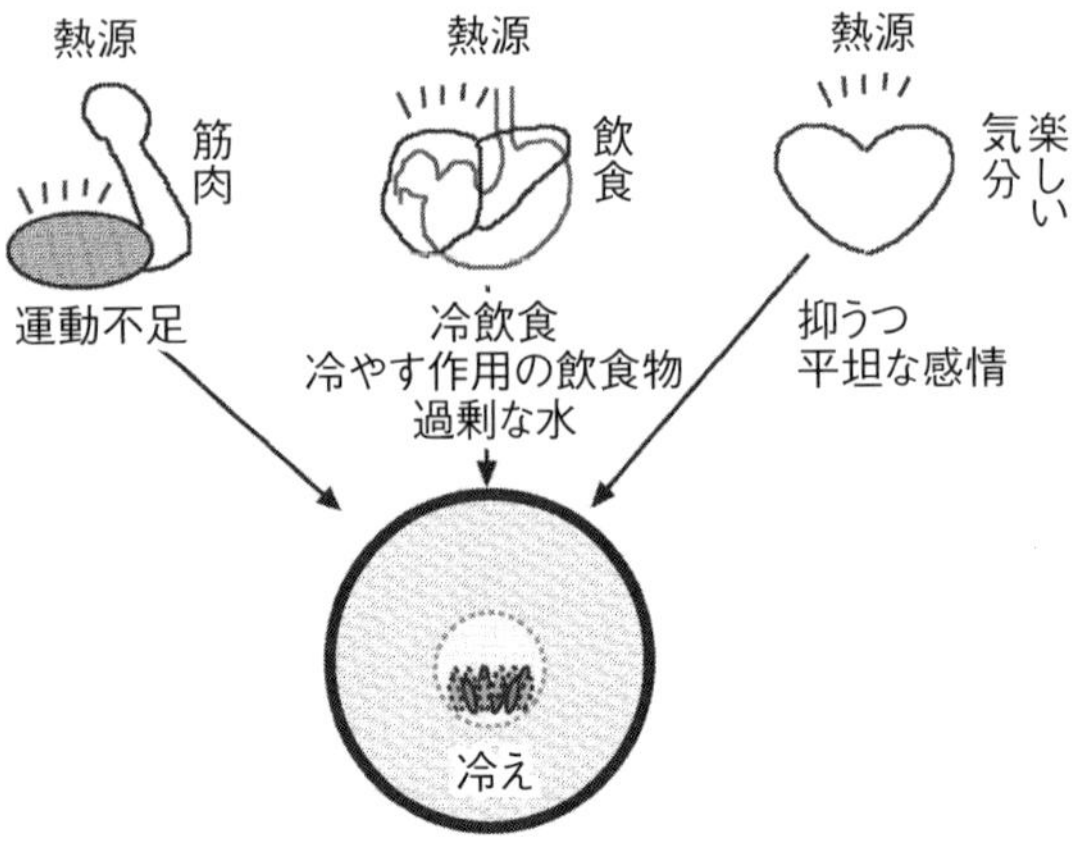

図25　「熱の量」と「冷え症」

しまいます。

生活の中で身体がつくり出す熱には、①筋肉（心臓の筋肉も含む）が収縮するときに大量に発生する熱、②飲食物の分解や生合成によって生じる熱、③ワクワク気分の陽気なときに生まれる熱があります。運動不足や胃腸の力がもともと弱い人では冷えが生じ、さらに気分の状態によっても身体の熱は変わります。楽しいことを考えているときには、じっとしていても身体の活動レベルは高いものです。抑うつ的な気分が続いたり、感情の起伏が少ない生活を送っていたりすると身体が冷えてきます（図25）。

こうした視点から、腎陽を温存する作戦と

して、熱の不足を招く原因となる、運動不足、冷飲食、冷やす作用を持つ飲食物、抑うつ感、平坦な感情などを避けましょう。そして、身体を使うことを増やし、ワクワク気分で過ごす時間を多くし、感動のある生活を工夫することが「腎陽」温存に役立ちます。

(4) 外からの冷えに備える

通常の生活では、体温よりも外気温が低いので、体表から多くの熱が常時奪われていますす。最近は体温を超えるような猛暑も珍しくなくなりましたが、そういう時期は冷房などで季節はずれに低い室温が、冬の生活以上に体表から熱を奪います。

体表を守る「肺」はそれに対抗して「腠理《そうり》」を閉じることで、必要以上に熱を逃がさないように調整しています。しかし、夜間や冬など「陰」の状態が主役になる条件下では、身体も裏のしくみが主体になるので、「肺」の調整力も弱まります。そのため熱を逃がしやすくなったり、寒さが身体に侵入しやすくなったりします。夜や冬にかぜをひきやすいのはそのためです。そんなときは、衣服で体表を覆うことで、熱を逃がさないようにするとともに、体表の防御を応援します。

かといって、厚着や重ね着に頼る必要はありません。首周り、脇の下、へそ周り、脚の付け根、足首、肘関節や膝関節の内側、手のひら、足の裏など、動脈や多くの血管が表層近くを流れている場所は、血液の熱が逃げていきやすいので、こうした部位を露出しないように工夫するだけで、冷え対策の大きな力になります。襟のある服を着たり、首回りにスカーフを巻いたり、袖のある下着や服を着たり、腹回りを覆ったりすれば、効果は絶大です。

体表を外気に直接触れさせないように、衣服で空気層をつくる工夫も、熱を逃がさない効果的な方法です。襟元や袖、足首が開いた格好や、ウエストを解放する着方は、体表を外気が通過して熱を奪います。袖口、襟元、足首を閉鎖することで、密閉された空気層が身体を覆うような格好を心がけましょう。

(5) 内からの冷えに備える

体表から逃げていく熱に対しては、「肺」の防御機能や衣服で対応できますが、多くの冷えは飲食物として内側からやってきます。生物としてあまり想定していないのか、内側から冷やされることに身体は無防備です。実際に冷たい飲食物で身体の内側を冷やすことは要注意です。手で触れて冷たく感じるものは、体温より低いということなので、すべて身体を冷やすので、口にしないのが得策です。とは言っても冷たいものは一切食べないというのは非現実的なので、冷たいものばかりが重ならないようにすることで十分でしょう。

温度にかかわらず、飲水そのものも過剰になれば熱を圧迫します。余分に水分を摂り過ぎることも「腎」のはたらきの負担になります。水は身体に必要な物ですが、過剰になると免疫力のお荷物になります。熱中症対策などで飲水がしきりに勧められますが、喉の渇きを感じて飲みたいなと思うときを中心に適量にとどめ、意識的に飲むにしても、少し控えめにするという意識も大切です。あまりにも多くの水を、苦痛に感じながら無理して飲むのは控えましょう。

実際の温度とは関係なく、食材には、身体を冷やす性質を持つものがあります。詳しくは後述しますが、キュウリやトマトといった夏野菜、バナナ、スイカなどの南国系フルーツに代表されるような身体を冷やす作用を持つ食材は、特に冬季には、食べ過ぎないことが得策です。飲料でも、牛乳、緑茶、コーヒー、ビールなどには、身体を冷やす作用があり、大げさに言えば生命力の炎を消し去るように圧迫します。夏限定や、身体を動かして熱くなったときに、楽しみとして味わうという意識で向き合うのがお得です（図26）。

冷たいお酒を空腹の胃に大量に注ぎ込む飲み方は、胃腸を冷やし、食べものからの熱の産生を弱め、身体全体を冷やして熱を奪うことになります。最初に温かいお椀ものなどを食べて胃腸を温めるなど、食べものを少し摂って体が温まってから冷たいものを飲むようにすれば、弊害が減るでしょう。

かといって、どれも、一切ダメというわけではないので、身体を冷やしていることを心得たうえで向き合って、惰性で多く摂りすぎないように心がけましょう。

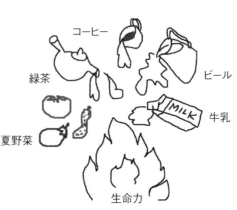

図26　内側を冷やす飲食物

2 腎を鍛える

「腎」の温存作戦で、「腎」の力の無駄遣いをしない方法を提案してきましたが、さらに「腎」を積極的に鍛える方法を考えましょう。

(1) 腎を使おう

鼻の話で出たように（89頁）、身体のしくみは、どんなはたらきであれ、それを使うことで良い状態を保てたり、はたらきを強めたりできる特性があります。もちろん休ませたり回復させたりすることとセットで考えなければならないのですが、普段から使うことを積み重ねることではたらきが充実するのは、「腎」も例外ではありません。

しかし、「腎」を普段からはたらかせると言っても、命にかかわる病気にわざと頻繁にかかるわけにはいきません。もっとも、ウイルスワクチンの接種や内服がこの考え方に近く、感染力を弱める処理をしたウイルスやウイルスの構造の一部を強制的に身体の中に押し込んで、身体に抗体をつくらせようというのですから、まさに裏の免疫の「腎」をはたらかせていることになります。

ただし、ワクチンが「腎」を力強くしてくれるわけではなく、予行演習をしているだけですから、もともと「腎」の力が弱かったり乱れていたりすると、免疫がつかないばかりか、身体にいろいろな異変が生じる副作用になります。しかし多くの人は問題をおこさず抗体をつくることができて、いきなり本番で向き合うよりも安全に抵抗力を手に入れられるので、治療法として成り立つのです。

私たちが目指す「腎」の鍛え方は、このように裏の闘いの練習試合を数多くこなす方法ではなく、裏の免疫以外の「腎」のはたらきを普段から使うことで、「腎」の底力を高めようという考えです。

「腎」は身体のすべてのはたらきの土台を支えていますから、どんなことであれ、じっとしているより、活動することが「腎」を使うことにつながります。ジムに行って本格的に運動するのもよし、スポーツを楽しむのもまたよしで、「腎」は鍛えられます。

しかし、なにも特別な格好をして、特別な場所に行って身体を動かさなくても、日常生活の中で身体を使うことを意識して行動するだけで、「腎」を鍛えることに役立ちます。むしろそのほうが、こつこつと毎日積み重ねることができるので、総合的にみればいわゆるスポーツよりも役立つかもしれません。

もちろん、スポーツはスポーツで大いに取り入れてください。ただし、理想的なことを言えば、本格的な運動で身体を使うときには、その時間帯も考慮することが大切です。睡眠をとるべき時間帯があったように、運動にもするべき時間帯があります。運動は身体を燃焼させて消費する「陽」の活動ですから、運動するなら、自然界の「陽」の力が充実している時間帯、太陽が空にある明るい間、つまり日中が理想です。夕方や夜しかジムに通えない方も多く、普通の社会生活ではなかなか難しいかもしれません。しかし、夜間の運動を否定するわけではありません。毎日ジムに行けるわけでもないでしょうから、多少条件は悪くても、運動を取り入れるメリットのほうが大きいので、あまり気にすることはありません。ただ、自由の利く人は、自然界のリズムと波長を合わせた運動の時間を選択して損はないでしょう。

どんな運動でも「腎」を鍛えることに役立つのですが、「腎」の性質を活かした「腎」

に特有の身体の使い方を考えましょう。「腎」は、背中や腰、下半身の筋肉と関係が深く、身体の軸をしっかりさせ、平衡感覚を調節しています（104頁）。こうした筋肉を使い、重力に抵抗するはたらきを意識した身体の使い方や姿勢を工夫して、日頃から「腎」を鍛えようというのです。その意味では、太ももの曲げ伸ばしをするスクワット体操などは、「腎」を鍛える体操の良い例と言えます。これもお勧めですが、本書では、日常生活の中で毎日こつこつと積み重ねられる身体の使い方を目指したいので、歩き方、姿勢に取り入れる方法を提案します。

(2)「腎」を鍛える歩き方

「腎」を鍛える歩き方の提案です。「腎」は重力に抵抗して、身体の傾きに対して軸をしっかりさせるはたらきをしますから、こうしたはたらきをたくさん使う歩き方をすることがポイントです。

平面移動よりも、坂道を登る、階段を上がるなど、重力に対抗する意識を持った歩き方をします。「腎」は腰や太ももの筋肉と関係が深いので、腰を伸ばして太ももを高く持ち上げる意識で、上下移動を主とする動作を多く取り入れます。駅やデパートなどで階段を使う機会があれば、エレベーターやエスカレーターよりも階段を優先的に使いましょう。道路では、急がないときは、横断歩道よりも歩道橋を使って上り下りするのもよい手です。階段の上りをきつく感じるときは、まず下りからでも始めましょう（図27）。

階段がないところでも、車道と歩道の段差がある道で、車道も歩けるような小さな道なら、上がったり下りたりしながら、歩道と車道を数歩ずつ歩くのも手です。もちろん車の通行や他の歩行者には配慮してください。

傾いた道、凹凸のある道など、身体の傾きを意識させるような道を歩くことで、平衡感覚を鍛えるのも「腎」の力になります。旅行先で山道や舗装していない田舎道を歩くなどが理想的です。石ころのでこぼこも刺激になります。足裏にたくさんある鍼灸のツボの刺激になって、

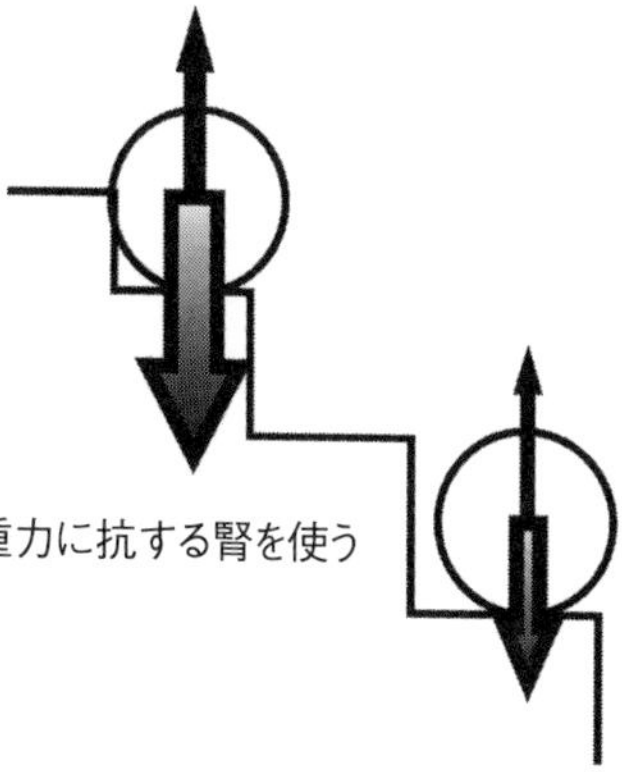

図27　「腎」を鍛える歩き方のコツ

身体の巡りをよくすることにも役立ちます。

都会ではこうした条件に合う道がなかなかみつからないかもしれませんが、黄色い点字ブロックの上を歩くなども小さなでこぼこを身体に感じさせながら歩く良い方法です。ただし、視力障害者の通行を妨げないようにしてください。

とにかく、どんな小さな傾きや段差も見逃さずに利用して上がり下りするつもりで、軽やかな「ダンサー」のような「段差er（erは人を意味する）」を目指しましょう。こうした動作で、「腎」に関係する足腰、下半身、背筋、下腹部の筋肉や平衡感覚が鍛えられます。

（3）「腎」を鍛える姿勢

歩くときにももちろんですが、信号で止まっているとき、電車で立っているとき、また、電車で座っていても、仕事で机の前に座っていても、いつでも実行できる「腎」を鍛える姿勢をご紹介します。

「腎」には固まる、丸まるという特性があり、これは「腎」がその勢いを弱めて節約しようとするときの姿です。病気のとき、元気のないとき、あるいは加齢とともに、前屈み、うなだれる、うつむく、縮こまるなどの姿勢をとることが多くなりますが、これは「腎」の弱まりが関係する姿勢です。

この姿、町中や電車の中でよくみかけませんか？　そう、スマホを操作している人の姿です。背中が丸まり、腕は前に集まり、肘を張り、伏し目でうつむき加減、顔や顎を前に突き出し、「ながらスマホ」でとぼとぼと小股で歩く。「腎」の豊かさと正反対の世界にいる姿です。私たちはその逆を行きましょう！

「腎」の弱まりは、たるみを感じさせる姿にも現われます。まぶたが垂れる、頬が垂れる、口元が下がる。また、胸元、腹周り、お尻などなど、身体のいろいろな場所が垂れ下がります。これは皮膚や筋肉の張りが重力に負けてしまうからです。頭が前に出たり、背中が曲がったりするのも、首や背中の筋肉が弱って重力に引かれてしまうからで、「腎」の力の弱まりのあらわれです。「腎」の力が弱まると、口をしっかり閉じておく力も弱くなるので、口が開いたまま、だらんとした感じになります。日頃から口をしっかり閉じる習慣をつけましょう。ちなみに、膀胱の出口や肛門も括約筋で調節される「腎」がかかわる場所で、「腎」が弱ると、ここがゆるくなって排便のことが心配になるのです。

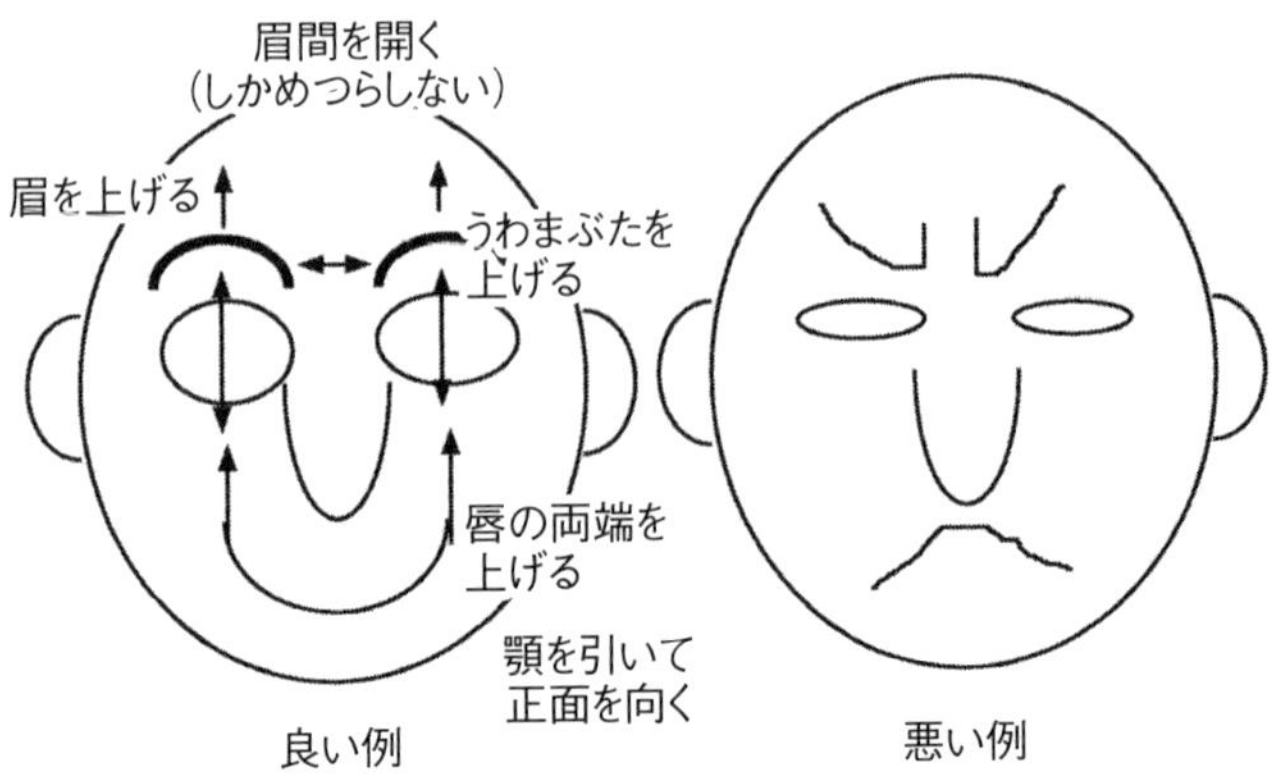

図28　腎を鍛える表情

「腎」の勢いが盛んなときは、身体の内側に蓄えているものを外に向かって発散して、上に向かって伸び広がらせるので、張りのある上向きの姿になり、元気さや若さを感じさせ、綺麗にみえます。

陽気にあふれた「上向き」「外向き」の要素の多い、「開いた姿」をとることで、「腎」の力を育てることができます。「陽」の特性を持った姿を手に入れましょう。

①まず顔面から（図28）。

● うわまぶたを持ち上げる、眉を持ち上げる（眉間を開く）

● 口を閉じて「イー」の口で唇のヘリを持ち上げる（鼻呼吸にも役立ちます）

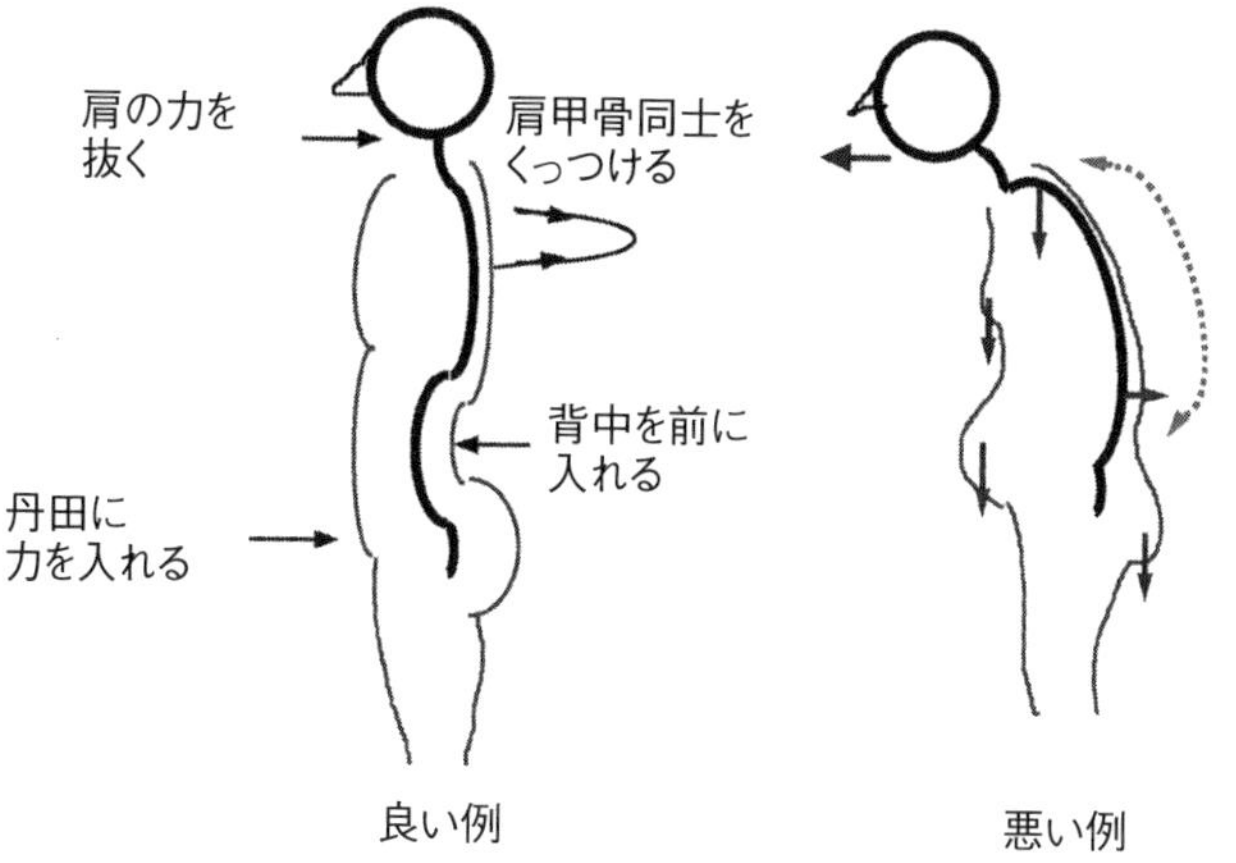

図29　腎を鍛える姿勢

●顎を引く。うつむかず正面を向く（すると自然と首周りの筋肉が自然に締まり、頭が首の真上に乗ります）

②次に身体の形（図29）。

●肩甲骨同士を背中でくっつけるつもりで胸を開く（自然と背中の筋肉が締まって丸まった背中がまっすぐ伸びます）

●肩が持ち上がらないように肩の力は抜く（肩を下ろす）

●腰の辺りの背中を前に入れる（腰の骨を前に突き出す感じ）

●反対に、おなか、特にへそから下をへこませる（丹田《たんでん》と呼ばれる場所に力を入れることになります）

③簡易版（1）

「腎」の筋肉における役割は、可動性の大きな四肢の筋肉の支点となることです。「腎」とかかわる大腿筋や背筋などの姿勢筋を、固定的な持続的な収縮で鍛えます。特に、背筋を使って、背中の筋をシャンと伸ばした姿勢を意識することが効果的です。立っているとき、座っているとき、歩いているときいつでもできるので、思いだしたら背筋を伸ばした姿勢を持続しましょう。

④簡易版（2）

どの姿勢の要素も、「腎」と関係して重要なのですが、へその下の丹田と呼ばれる場所は「腎」がある場所とも言われています。ここを引き締めることを簡易版として提案します。

- 腹直筋、特にへそから下の筋肉を収縮させて、下腹部をへこませる（図29）
- これを一定時間維持する。30秒間維持することを一日に数回やるだけでも効果的
- この姿勢を一日に何度でも、苦しくない程度に持続する

以上に説明した姿勢をとることを、じっとしているとき、歩いているとき、立っているとき、座っているとき、いろいろなときに、顔面だけでも、首だけでも、背中だけでも、腰だけでも、下腹部だけでも、できるところをできる分だけ実行します。

気をゆるめるとすぐ忘れてゆるんだ姿勢になりがちなので、まぶたと口角を上げるスマイル表情、顎を引いて頭を首の真上にのせる意識、胸を張り肩甲骨をくっつける、腰を入れて下腹部に力を入れてへこませるなどの姿勢を、思いだすたびに、できることをできる時間だけ持続します。

「腎」のかかわる筋肉は、動かすためよりも姿勢を支えるための役目が大きいので、伸びたり縮んだりするよりも、じっと同じ状態で収縮していることが大切です。「腎」の筋肉を使うこの姿勢を、できるだけ長く持続することが「腎」の力を強めます。

この姿勢は、横からみてとても若々しい綺麗な表情や姿です。この姿勢をするだけで見た目の美しさ、若さが即効的に手に入ります。「陽」の特性を具体化した姿なので当然と言えば当然なのですが、実はこれは見た目だけの効果ではなく、こうした姿勢や表情を保つのに使っている筋肉は「腎」と関係の深い筋肉で、この姿をしている間、「腎」の力を使っているので、「腎」を鍛えていることになります。「腎」を強めるということは、裏の免疫力を増強するだけでなく、命を支える力も増強することになるので、結果的に若さと美しさが手に入るのです。

（4）「腎」の力の基礎となる睡眠

身体をよく動かすこと、特に足腰を使うことで「腎陽」が強められます。そして十分な睡眠をとることで「腎陰」が補充されることも忘れないでください。第2章で述べた睡眠は、基礎力増強だけでなく、「腎」の力そのものを鍛えることにも通じているのです。「腎」を鍛える歩き方や姿勢を維持して使った「腎」の力を、睡眠で十分回復させることで、鍛えたものが力のゆとりとなって身につきます。その意味で睡眠は「腎」の力を強める手段の基礎です。「腎」を強めることは免疫力を強めるだけでなく、生命力そのものを強めて寿命を左右することにもつながるので、とても大切な手段です。繰り返しになりますが、睡眠のとり方をここでもう一度強調しておきます。

睡眠は長めにとります。睡眠をとるなら早寝がお勧めです。早い時間から床に入るパターンを身につけることで、身体を休める時間を十分確保しましょう。

「腎」は「陰」の特性を持つはたらきです。夜は「陰」の勢いの強い時間帯なので、そのときに安静な状態を提供することが「腎」にとっては大切です。頭は起きていてもかまわないので、身体が休まる十分な時間を確保します。

その間に身体は、消費を回復したり、病気と闘ったりという作業をするからです。ただ活動を停止しているだけではないのです。

それぞれの条件下で許されるかぎり、「とにかく、早く、長く」寝るという「三重く」の睡眠を目指しましょう。

(5) 陰陽の振り子を振って「腎」を鍛える

昼間に行動することで、特に足腰を使うことで「腎陽」を強めます。そして、夜間の十分な睡眠で「腎陰」を補充します。足腰をよく使い、たっぷり休む。これは、「陽」と「陰」の両方向を充実させる方法で、振り子やブランコを勢いよく振らすように、「腎」の勢いを力強くする手段なのです。

どちらか一方だけを大きくしようとしても、振り子はうまく振れません。もちろんどちらも小さければ、振り子は止まってしまいます（図30）。

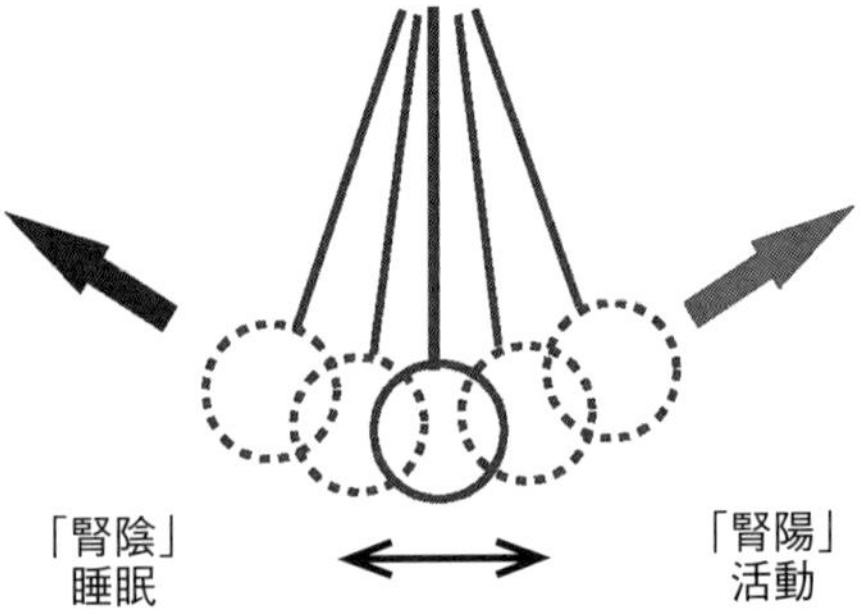
どちらか一方だけを振っても
振り子はうまく振れない
どちらも振りが小さければ
振り子は止まる

図30　陰陽の振り子をうまく振る

睡眠不足で活動ばかり長い人は、ブランコで言えば前にばかり行きたくて後ろにあまり振らない下手なブランコ乗りです。運動せずに寝てばかりいて、元気がないと嘆く人は、ブランコを後ろにばかりこいでいて、前に振れない下手なブランコ乗りです。運動もしないで夜更かしして寝不足する人は、一つも漕がずにブランコが動かないと文句を言うブランコ乗りです。

ブランコでたくさん前に振りたければ、たくさん後ろに漕がなければなりません。たくさん後ろに漕げば次にはたくさん前に振れ、大きく前に振れた分、次は後ろにも大きく動きます。その動きを邪魔しないように、前に向くときは前の動きに乗り、後ろに動くときにはそれを邪魔して前に行こうとはせずに、後ろの動きに合わせて、自分の身体を動きに乗せるのが、上手なブランコ乗りです。日中にたくさん行動して、夜間に十分休んでたくさん寝る。たくさん寝るから元気になり、元気に行動するから、よくねむれるのです。この陰陽の振り子が「腎」の陰陽を強めます。

過労や精神の酷使にさらされ、足腰をあまり使わず、睡眠時間の短い現代生活は、勢いのよいブランコや振り子とはほど遠い、「腎」をいじめる条件にあふれています。裏の免疫力を弱めて感染に弱くなるだけでなく、ひいては老化を促しています。

そこで一つの提案です。陽気の盛んな春や夏には野山に出て、草木の中に身をおき、太陽の光に包まれ、自分の足ででこぼこの大地を一歩一歩踏みしめて、「陽」を心地よく消費してはいかがでしょうか。陽が沈んだら宿でのんびりと過ごし、たっぷり睡眠をとって「陰」を補充するのです。そんな旅の計画も、「腎」の補強に役立ちそうです。現代生活の日常から少し離れてみてはいかがでしょう。日常と非日常の振り子を意識することも、「腎」を育てる力になるでしょう。

3 裏の免疫と飲食

(1) 食事のしかた

種火の存在である「腎」の意義をふくらませる役割は、胃腸と関係の深い「脾《ひ》」が担っています。飲食のしかたで「脾」に負担をかけないことも「腎」を温存するうえで大切なことです。

冷たい飲食物は「脾」の陽気を損ない、腎陽の温存でみたように、身体全体を冷やす弊害ともなります。ビール、清涼飲料、アイスクリームなど冷飲食や緑茶、コーヒー、夏野菜などの身体を冷やす作用のあるものをたくさん摂りすぎないように気をつけることが大切です。

必要以上の高栄養食を摂りすぎるのも、「脾」の負担になります。免疫力には栄養が一番とばかりに、受け手のゆとりを無視して、高カロリー、高栄養食を無理矢理押し込むように食べるのも、かえって免疫力を落とします。空腹感を大切にして、美味しく、楽しめる食事の内容と摂り方を考えましょう。

ウイルスに負けないためには元気が一番、元気をつけるには食べるのが一番と、誰もがそう考えがちですが、栄養をとりさえすれば元気になるとか、食欲はなくても規則正しく食べることが大切と考えるのは、東洋医学的に言えば間違いです。身体が食べものを要求しているかどうかを感じることがもっと大切です。

確かに私たち生きものは食事をすることでエネルギーが補給され元気が出るのですが、ここで大切なのは、口から入った飲食物が、そのまますぐに身体に役立つのではないということです。

自動車とエネルギーの関係にたとえて言えば、生きものにとって食事は、自動車にとっての原油のようなものです。自動車に必要なのは原油を精製したガソリンです。自動車の場合は、精油工場で原油からガソリンに精製しますから、ガソリンをタンクに入れれば即利用できますが、生きものは自分の身体の中で食べものから身体に役立つものをより分けて吸収します。自動車の中に精油装置を持っているようなものです。

原油からガソリンをつくり出すのに工場が必要なように、生きものは身体のエネルギーを使って、食べものからエネルギーを取り出すのですから、「食べる」という行為は、身体にとってはかなりの負担になるということを知っていなければなりません。無理してでもたくさん食べさえすれば元気になるというものではないのです。

食べものを身体の役に立つようにするには、たくさんの身体のエネルギーを消費してエネルギーを手に入れるのです。しかも余分になったエネルギーは、一度蓄えられますが、身体の要求とは関係なく取り込まれた余分な蓄えは、いざというときには役に立たないことが多いのです。

身体がエネルギーを要求するサインは、空腹感です。空腹感を合図に食事をするのが東洋医学的に正しい食べ方です。食事の前には、おなかがすいているかどうかを確認して、おなかがすかないときには無理に食べないことが大切です。少なくとも、おなかのすき具合に合わせた量にする意識が大切です。無理に食べること、過剰に身体に押しつけることは、生命力を無駄遣いすることや邪魔者を増やすことになります。

いつまでもおなかがすかない人は、その原因を考えて対応することも大切です。運動不足でエネルギー消費が少ないのかもしれません。

量は控えめにしていてもカロリーの高い食事内容になっていて、結局、摂り方が過剰になっているのかもしれません。

便秘のためとかカルシウムが必要とかいった理由で、食欲とは関係なく牛乳やヨーグルトを定期的にとっていたりするからかもしれません。

知らず知らずに間食をしてしまっているからかもしれません。

こうした気づきにくい原因がないか点検して、問題があれば原因を取り除く必要があります。空腹感があるのが生きものとして普通なのですから。

考えごとや抑うつ気分があると、身体の要求を無視して食欲を消してしまうことがあります。気分を明るく、楽しい気持ちで過ごす時間を多くしましょう。

エネルギーが不足して身体は食べものを必要としていても、冷たい飲食物が多いと胃腸のはたらきを抑え込んで、食欲が出にくい場合もあります。カロリーや食事の量とは違った観点からの胃腸への負担を考慮することも大切です。

体調が悪いときに食欲が落ちるのは、病気で胃腸がやられたからとはかぎりません。身体の疲労が強いときや病気のとき、長期にわたって体力が低下しているようなときには、身体は防衛反応として食欲を落としてエネルギーの無駄遣いを少なくすることがあります。食事を処理するために力を使うよりも、病気と向き合うために、食欲を落とし、だるさやねむさをつくって活動を制約し、病気の解決に専念したがっていることが多いのです。ウイルスに感染したかもしれないとき、特に空腹感のないときは、食べたいものや食べたい量だけに控え、食べることよりも寝ることを優先すべきです。少なくとも短期の闘いでは、食べることよりも寝ることが力になります。食事は回復してから取り戻せばいいのです。

社会的な生活条件と空腹感が一致しないことがよくあります。朝おなかがすかないけれど、食べておかないと途中でおなかがすいても昼まで食べる時間がないから、無理して朝を食べてから仕事に出る。昼休みの時間が決まっているから、どうしてもその時間に食べておかないといけない。夜はおなかがすいても夫が帰るまで待っている。以上のような事情をよく聞かされます。

身体の状態に応じて自由に行動できない状態にあるのであれば、その条件に合わせて、空腹感という「身体の声」とは違う行動をとることも必要でしょう。おなかがすかないときには食べないという原則を形通り実行したら、昼までに空腹になって困るというのであれば、少し無理して早めに摂ることもやむを得ないでしょう。ただし、昼にはきちんとおなかがすくように量の工夫は必要です。

こうした場合、昼まで食事の時間がないことが問題なのではなく、そもそも朝おなかがすかないことが根本的な問題です。朝少し早く起きて身体のエンジンをかけるだけのゆとりを持つとか、夕食が遅かったり、重すぎたりしていないか点検することも大切です。睡眠時間が短すぎて、朝の時点では、身体が食欲よりも睡眠を欲しがっているのかもしれません。こうなると、食事の摂り方の問題だけではない、大きな生活の改変が解決に役立つことになります。

何にでも理想と現実との大きなずれはあるものです。しかし、理想との距離が大きいから全部やめてしまうというのも言い訳がましい気がします。全部を変えることは無理でも、少しでも理想の方向に歩み寄ることは工夫次第でできるはずです。

そのときに大切なのは、理想の形だけを真似るのではなく、その理想とする状態の本質的な意味を考えて、現実の中でその意味に沿った生活の実現を工夫すればいいのです。問題の生じるもっと奥の原因をみつめてみて、視野を広げて問題解決の工夫をする姿勢があれば、結構いろいろなことが手段としてみつかるものです。

水の摂り方も同じで、身体が水を要求するサインは口渇感《こうかつかん》です。喉が渇くという「身体の声」にしたがって、喉の渇いたときだけ少しずつ飲み、冷たいものはできるだけ控えるのが東洋医学的に正しい飲み方です。熱中症対策などで水を飲むことがしきりに勧められますが、身体が処理できる以上の過剰な水は、生命力のもととなる熱を圧迫し、身体の中で停滞する水が内側から外側への巡りの邪魔をして、裏の免疫も表の免疫も足を引っ張られることになります。

(2) 食べることの意味

エネルギーという観点以外にも、食べるということの大切な意義があります。

確かに、自分の力ではつくり出せない「成分」を身体に取り込むことも「食べる」ことの目的の一つです。しかし、東洋医学で考える「成分」とは、栄養学で言うタンパク質とかビタミンとかいった物質とは少し違った意味を持っています。

食事で私たちが手に入れているものは、栄養素だけではなく、むしろ食べものの素材が持っている生命力です。私たちが口にするものは、食材として形を変えたり加工されたりしてはいても、肉や魚はもとより、野菜や穀類にしても、もともとは成長を続け、新たな生命を生む力を秘めていた生きものです。私たちはその生きものの生命力を、途中でもぎ取って、食卓にのぼらせているのです。つまり、「食べる」ことで食べものから取り入れているのは、身体に必要な成分や栄養と同時に、食べものの中に秘められた「生きる力」だとも言えます。

この「生きる力」とは、東洋医学で言う「気」のことです。よい食材は、質の高い「気」を持った食材と言えます。それは、単に新鮮という観点だけでなく、自然環境のもとでのびのびと育ったもの、収穫に一番適した時期にとれた旬のもの、清らかな水や澄んだ空気を吸って燦々《さんさん》と降り注ぐ太陽を存分に浴びて育ったもの。そうしたものからつくられる食材には、成分分析では計りきれない、大自然のバランスを内に秘めています。

食材の「気」を意識した食事の第一歩は、食材の本来の季節を意識することです。夏野菜には冷やす作用、冬にとれるものには温める作用といった具合に、旬のものにはその季節に身体が必要とするはたらきがあるものです。

季節はずれのはたらきかけは身体にとって迷惑ですし、そうしたものには、人工環境で育った不自然な「気」が宿っていることが多いです。とは言え、決して完全自然食主義を推奨しているのではなく、「気」を持った存在として食材と付き合うことで、食事の意味をずいぶんと変えられることを知って欲しいのです。

食べものから生命の根源である「気」を取り出すという考え方からすれば、食事とは、相手を食べなければ自分が死んでしまう、生き残るための激しいサバイバルだということができます。空腹を感じて食事するのは正当防衛です。空腹でもないのに栄養を考えて食事をすることは、余分なもののために他の生きものの命を奪うのですから、おもしろ半分で狩りをするライオンと同じ残虐行為と言えます。

食べるときの心の姿勢も食事には大切です。成分だけを意識したり、義務感で食事をしたり、考えごとや心配ごとで頭をいっぱいにしたりしながら無味乾燥な食物を口に運ぶ食べ方も、残虐行為の一種です。なぜなら、それなら人工食や成分食で十分で、食材の命を犠牲にする資格などないからです。

食材に感謝して……とまでは言いませんが、いい香りだとか、彩りがいいなとか、なんて美味しいんだろうとか、滑らかな舌触りだとか、歯ごたえがいいなとか、どんなことでもいいですから、食材に対する感動を持つことが、犠牲となった食材へのせめてもの贖罪だと思います。また、そうした感動や感謝を持って食べてこそはじめて、食材の持つ「生きる力」が、食べた者の「生きる力」として再生するのだろうと思います。

空腹を感じて、身体が生命力を必要としているときに、質のいい生命力を持ったものを、美味しく楽しく味わって食べることで、食べものの中にあった生命力を私たちの生命力として生かすことができるのです。これが免疫力を高める東洋医学的に正しい食事のしかたです。

食べものもまたその食べものの餌から生命力をもらったり、太陽や水から命のもとを摂り入れたりしているのですから、旬のものや自然環境のもとでのびのびと育ったもののほうが質の高い生命力にあふれているのは当然です。その季節、その季節で手に入るものを楽しんで味わって食べれば、季節の移り変わりとともに、新しい時間がやってくることが楽しみになります。こんなちょっとした楽しみも、「腎」の力を引き出す大きな力になります。

（3）頭の知識より「身体の声」

健康な人がたくさん食べるその形だけを真似して、「食べさえすれば元気になる」「蓄えが多ければ元気が増える」と錯覚してはいけません。

空腹感もないのに無理して食べることは、引き取り手のないエネルギーを補給することになり、せっかく取り出したエネルギーは使えないまま、食事からエネルギーを取り出すために身体のエネルギーは消費するのですから、結果的には食べれば食べるほどエネルギーの無駄使いになります。かぜや病気のときに食欲が落ちるのも、このことと関係しています。

これと同じように、日頃からエネルギーの蓄えが少ない元気のない人や、長い病気を患っている身体でも、最低限の食事の摂り方ですませようとする身体の防衛のしくみが食欲を落としていることもあります。こんなときに、少し動いただけでだるさや疲れを感じるのは、少ない食事の摂り方ですむように、身体の活動を身体自身が制限している結果でもあるのです。

こうした場合、元気がないから無理して食べて元気をつけようとすると、かえって元気をなくすことにつながります。胃腸が弱くて食欲のない人は、無理して食べれば食べるほど、胃腸に負担をかけて胃をいじめることにもなります。

ところが、元気のない人や食欲のない人ほど、体力や栄養をつけようとして無理に食事をする傾向があります。確かに健康な人は食欲が旺盛ですが、たくさん食べるから元気で健康なのでしょうか？

健康な状態ではそれだけ活動レベルが高く、エネルギーの消費も活発で、エネルギーを補給する必要があるので、おなかもよくすいて、たくさん食べます。活動の盛んな状態が繰り返される人では、エネルギーの蓄えを持っていたいので、たくさん食べて蓄えを増やしますが、その蓄えは使う予定のある蓄えです。蓄えがあるから元気なのではありません。

無理にでもたくさん食べて胃腸がそれを吸収してくれれば蓄えは増えるかもしれませんが、使うあてのない蓄えは、いざ必要なときには意外と利用できないものです。肥満や高脂血症や脂肪肝などは、引き取り手のないエネルギーの在庫が増えてしまった状態です。

東洋医学でもこうした余分な蓄えは、「湿熱《しつねつ》」とか「痰飲《たんいん》」と呼ばれ、身体のはたらきを邪魔する存在と考えています。本来活動を支えるための蓄えですが、こうした過剰な蓄えは、それを減らすために活動を増やすといった本末転倒の生活をしなければなかなか出ていってくれなくなります。

たくさん食べられることを「食欲がある」と表現する人がよくいますが、食事の前に空腹感があるか聞いてみると、意外と「ない」と答える人が多いです。おなかはすかないけれど食べ始めればたくさん食べられるから食欲があると思っているわけです。

しかし、食欲とは、「欲」ですから、食べたいという感覚、言いかえると、身体が要求する「食べる必要性」のことで、どれだけ多く食べられるかという量の問題ではないのです。つまり、身体にとって食べる必要性がなければ食欲は出ないのです。

この必要性の合図が「空腹感」という「身体の声」なのですから、空腹感がないということは、身体はエネルギー補充を要求していないことを意味します。おなかもすかないのに無理に食べたら、次の分を先に食べているわけですから、ますます空腹感をなくします。

こうした悪循環に気づかずに、食欲がないときは、かえって決まった時間に規則正しく食べなくてはいけないと錯覚している人が意外に多いものです。食事に対する「規則正しさ」を考えすぎると、「身体の声」を無視して頭で生活するパターンになってしまいます。

食べられる量と「おなかがすく」という食欲とは、まったくの別問題であることがわかります。たくさん食べられるかどうかは胃腸のはたらきに左右されますが、おなかがすくかどうかは、エネルギーの蓄えと使い方で決まるということです。

もし胃腸の弱い人が、胃腸が丈夫でたくさん食べられる人と同じだけの活動をしてエネルギーを同じように消費したとしたら、胃腸の弱い人のほうが、一度にたくさん吸収できなくて蓄えが少ない分、おなかがすくのが早いかもしれません。胃腸の弱い人は一度にたくさん食べることよりも、おなかがすくたびに胃の負担にならない程度の少なめの量を摂るようにしたほうが効率がよいということになります。

現代人の病気の多くは、飲食の摂り込みすぎによって生じています。食事を一日3回きちんと食べなければいけないという思い込みから無理して食べたり、あれが身体にいい、これが身体にいいと頭を使って食事をしたりしています。知識があふれて、身体の要求よりも頭で管理しようとしているのです。

しかし、身体にとって一番よい食事は、身体が喜ぶ食事です。食べものの善し悪しや必要性は、身体が一番よく知っているからです。おなかがすいていないときには食べないほうがよいですし、楽しく美味しく食べられることが、身体が喜んでいる証拠なのです。大切なのは「身体の声を聴く」ことです。〝まずい〟と感じるのは〝今はそのものを食べたくない〟という身体の声、また〝下痢〟や〝嘔吐〟は〝不用物を体外に出す〟という身体の声なのです。その声を聴いてあげなければ、身体はどんどん悪い方向に傾いてしまいます。

食事に際して、次のことをいつも意識してください。

○身体が欲しがっていること（空腹感・口渇感があること）
○美味しいこと（食べたときに気持ちよく感じられること）
○食事のときに楽しいこと
○自然の気を吸った旬のものであること
○なるべく頭を使わないこと

こうした取組みで、「腎」の力を助ける「脾」のはたらきにゆとりを持たせ、かつ、身体が望むときに、質のよい生命力を取り入れることで、裏の免疫力の底力を強くできます。

（4）食材の作用

裏の免疫の本丸である「腎」の力を育てるには、「陰」と「陽」の両面の振り子が大切です。同様に、食事によって水も熱も充実させることが大切です。

食べものが身体にはたらきかける作用には、水を増やしたり（潤）、余分な水を追い払ったり（燥）する作用があります。さらに、身体を温めたり（温）、冷やしたり（涼）する作用もあり、それぞれ独立して作用します。

これは陰陽の考え方がもとになっていて、温涼は「陽」の性質、潤燥は「陰」の性質から食材の作用を分類したものです。どれにも属さないものを「平」と言い、「平」を合わせると、表のように（温・平・涼）×（燥・平・潤）で9つの作用の特徴を持った仲間に食材を分けることができます（表1）。

温涼の性質には、熱を増やしたり減らしたりする作用が身体に与える影響としていくつか特徴的な作用があります。

表1　食材の作用

	燥 （余分な水をとる）	平 （どちらでもない）	潤 （身体の潤いを増す）
温熱（温める）	カボチャ フキ　カブ 羊肉　豚レバー サクランボ 山椒　コショウ シナモン 唐辛子	玄米　ニンニク ニラ　ラッキョウ シソ（大葉）　生姜 ネギ　タマネギ アジ　イワシ マグロ　フグ 味噌　紅花油 菜種油 日本酒（燗） 赤ワイン 蒸留酒	もち米 ニンジン　パセリ ブリ　サバ　海老 牛肉　鶏肉 鶏レバー 松の実　クルミ 梅　桃　杏 リンゴ　パイナップル ラズベリー 酢
平（どちらでもない）	小豆　そら豆 エンドウ　大豆 枝豆　トウモロコシ 春菊 アユ　タイ コイ　アワビ ブドウ	米　ジャガイモ 里芋　ゴマ　椎茸 大根（煮） キャベツ　ブロッコリー チンゲンサイ　銀杏 サンマ　ウナギ ブルーベリー イチジク　ヨーグルト 紅茶　ほうじ茶	サツマイモ　ヤマイモ 百合根　栗　蓮根 キクラゲ タコ　イカ　ホタテ貝 クラゲ　カツオ 牛レバー　豚肉 鶏卵 スモモ　プルーン レモン 黒砂糖　ハチミツ
寒涼（冷やす）	ソバ　ゴボウ 大根（生） キュウリ　レタス セロリ　セリ アスパラ　モヤシ 白菜　トウガン 昆布　ヒジキ シジミ　アサリ ハマグリ　鴨肉 ミカン（身体全体に利尿作用） イチゴ　スイカ 緑茶　コーヒー 烏龍茶	ハトムギ（薏苡仁） ナス　ミョウガ ニガウリ サケ　カニ　海苔 メロン　キウイ ゴマ油 オリーブオイル 塩　醤油 水割り	小麦 トマト　ほうれん草 タケノコ 牡蠣　ハマグリ 枇杷　梨　柿 バナナ グレープフルーツ ミカン（肺を潤し咳を鎮める） 豆腐（冷） 白砂糖 牛乳　麦茶（大麦） ビール

●温熱性の食材

温熱性のものは、身体を温める性質を持つので、冷えをとるのは当然として、熱の作用で巡りをよくすることで、痛みを軽くする作用もあります。

一般に滋養に富むものが多く、消化機能を高めて元気を増やし、余分な水をなくします。この性質を持つものには香辛料や栄養価の高いものが多く、辛いものを食べると実際に熱くなるものが多いようです。

温熱性の食べものの代表的なものには、酒、唐辛子、山椒、コショウ、生姜、ネギ、ニラ、クルミ、ニンニク、カブ、カボチャ、サバ、フグ、桃、ブドウ、栗、ハチミツ、羊肉、牛肉、鶏肉などがあります。

「腎」の熱を増やすだけでなく、「肺」の発散の作用にも役立ち、表裏の免疫力に貢献します。

温熱性のものは巡りをよくするので、すべての身体にとって都合のいい飲食物にも思えます。しかし、食べすぎると余分な熱をこもらせることにもなり、口内炎や皮膚の湿疹のもとになり、弊害も生じます。役に立つものでも、過剰になると弊害をつくるのです。

●寒涼性の食材

寒涼性のものは、身体の熱を下げる作用の他、毒を消す作用があります。健康茶の材料としてよく使われるドクダミ、アロエ、青汁などがこの性質を持っています。

中には過剰なものを排泄する利尿作用や排便作用を示すものや、反対に水を増やすようにはたらくものもあります。水への作用は、熱への作用とは関係なくそれぞれの食材の性質として備わっています。

「熱」を冷ましたり余分なものを処理したりするはたらきは、暑い季節に暑さから身を守る飲食物として利用できます。体質的に「熱」の過剰な人に適していますが、余分な「熱」だけでなく身体に必要な「熱」も冷ますので、摂り過ぎると身体のはたらきが低下します。炒めたり火を通したりといった調理をすることで、冷やす性質がおだやかになるものもあります。

寒涼性の食べものの代表的なものをあげると、麦茶、コーヒー、キュウリ、トマト、ナス、レタス、モヤシ、ミョウガ、ニガウリ、トウガン、ゴボウ、蓮根、チンゲンサイ、白菜、豆腐（冷）、ソバ、カニ、メロン、スイカ、鴨肉、豚肉、柿、梨など、夏にとれる果実や野菜が多くみられます。日常的に手に入りしかも身体にいいとされる食べものの中に、意外と身体を冷やすものがたくさんあります。緑茶もこれに属します。

身体を冷やすものを年中、定常的に食べる習慣は、「腎」の温存でみたように「腎」の負担になるので、免疫強化の意味からは見直すことが必要です。もちろん一切ダメというわけではなく、適した季節を知り、特に不利な季節にはたくさん摂りすぎないように意識するだけでずいぶん違うはずです。そして、他の冷たい食べものや冷たい飲みものとあまり重ならないようにするのが賢明です。

コーヒー、緑茶、牛乳などの冷やす作用のある飲料は、温めて飲んでも冷やす作用がなくなるわけではありません。もちろん、冷たい飲み方よりも、温めて飲んだほうが、実際の温度の冷たさとしての弊害を少なくすることはできます。

一般的に、黒い食材や、ネバネバした食材には「腎」の力を強くする作用があると言われています。ヤマイモ、クルミ、黒ゴマ、キクラゲ、黒豆、ヒジキ、ワカメ、キノコ類などは、「腎」に水分を与え、身体全体の潤いのもととなります。

腎の力を強めることに役立つ食材の作用は、熱を温存し、適度に水も提供することなので、「温＋潤」の作用を持ったもの（表1の二重線の四角）が最もお勧めです。どちらの作用もない「平」のものも加えると、「温平、温潤、潤平」の3群（表1の点線で囲われた群）の食材が適しているということになります。

●楽しめる食事が大切

もっとも、こうしたものばかりをたくさん摂れば、どんどん「腎」が豊かになるというものではありませんし、寒涼性のものも、一滴でもダメ、一口でもダメ、一切ダメというわけではありません。燥潤・温涼以外にそれぞれの食材が持つ身体への個別の作用もあり、それによっては「腎」のはたらきに与える影響の善し悪しが変わることもありますので、一定の傾向として参考にする程度にとどめてください。

食材の持つ作用が身体に与える影響を知ったうえで付き合えばよいのです。過量にならないように考えて楽しんだり、他の食材や生活の中で冷やす条件が多いときには特に注意したりするなどの対応で十分です。ただ、惰性で口にすることは避け、何かの目的で闇雲に大量摂取するようなときには、その食材の寒温・燥潤の作用にも目を向けて、その影響を考慮したうえで向き合う姿勢を持つことが大切です。

こうした知識を役立てることは大切ですが、それに縛られるよりも、自分の好みに合ったもの、嫌いでないもの、食べてみて美味しく感じるものを取り入れることで、楽しめる食事にすることがもっと大切です。「身体の声」に耳を傾けて、身体が喜ぶものを食べることで自分も楽しむ。それが「腎」の免疫の底力になるからです。

(5) 腎の力を強めるレシピ

楽しんで食事ができる手助けとして、料理研究家・国際中医師の村岡奈弥氏(注)のご協力を得て、自分でできる腎の免疫力を高める薬膳レシピを教えていただきました。その構成に込められた意義を筆者が解説します。

(注) 村岡奈弥氏のホームページ https://naya-muraoka-yakuzencook.com/about/

牡蠣のチャウダー　柚子風味

◎薬膳の施膳方針：補気補血・益腎安神

【材料／2人分】

牡蠣　150g、タマネギ　大1／4個（薄くスライス）、椎茸　2枚（スライス）、長ネギ　1／2本（長さ4〜5cmの短冊切り）、ニンジン　細め8cm（長さ4〜5cmの細切り）、セロリ　4〜5cm（長さ4〜5cmの細切り）、白ワイン　100cc、水　300cc、生クリーム　50cc（乳脂肪30%）、小麦粉　大さじ1、バター　適量、天然塩・コショウ　適量、柚子の皮　1／3個分（千切り）

【つくり方】

❶牡蠣は軽く塩水で洗っておく。

❷❶の牡蠣と白ワインを小鍋に入れ、ふたをしてさっと火を入れる。煮汁はざるで濾しておく。

❸鍋にバターを溶かし、タマネギ、椎茸、長ネギ、ニンジン、セロリを入れてしんなりす

るまで弱火で炒める。そこに小麦粉を加えさらに炒め、❷の煮汁を少しずつ加え、1／2量になるまで煮詰める。
❹❸に水、生クリームを加え、塩・コショウで味をととのえる。
❺最後に❷の牡蠣を入れ、軽く火を通してでき上がり。
❻器に盛り、柚子の皮を飾る。

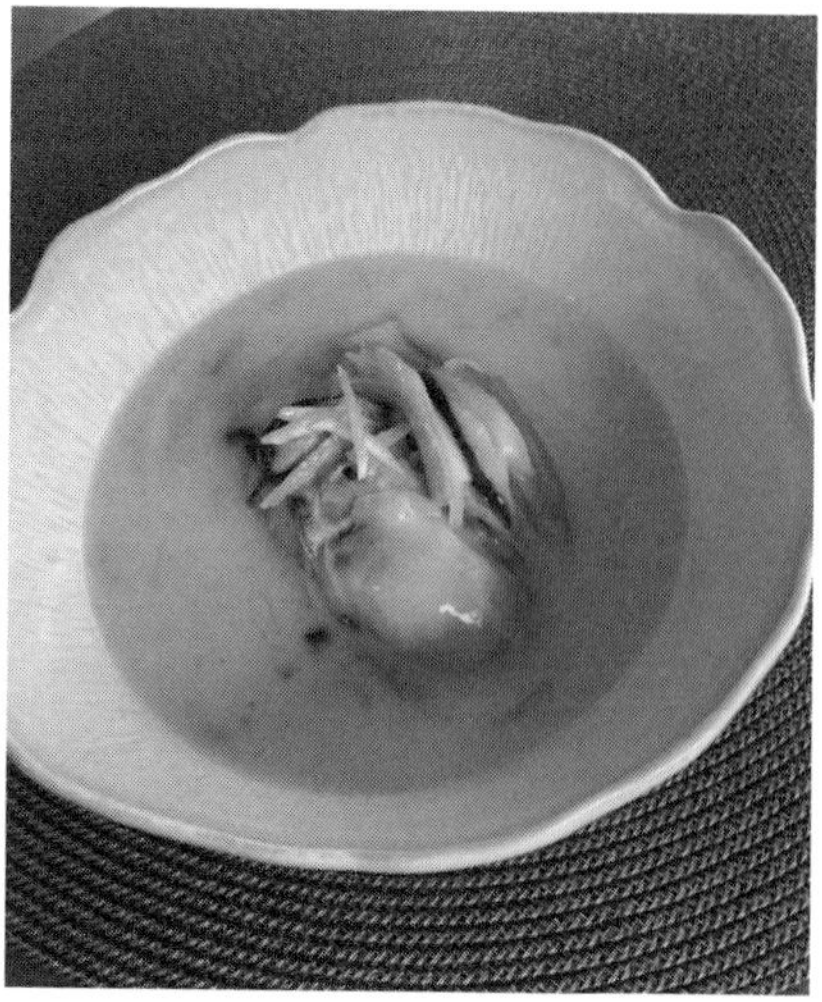

牡蠣のチャウダー柚子風味
（写真提供：村岡奈弥氏）

◎作用の解説

牡蠣は、「腎」の水を「心《しん》」に届けて、「腎」の強化とともに「心」をおだやかにする。塩は「腎」と関係する鹹味。塩で前処理することで牡蠣を腎気に馴染ませる。椎茸は、黒の色で腎気の盛り立てに作用する。栽培時に樹木から空に向かって伸び広がることから肝気の化身とも言える。腎気を盛り立て引き出す効果が期待できる。

ニンジンは「脾」のはたらきを強め、滋養のもとを増やす。生クリーム、バター、白ワインも滋養に貢献する。

長ネギ、タマネギ、セロリが「肺」を助ける陽気にかかわる。「肺」を助ける食材にあった発散作用で、地固めされた正気《せいき》を空（肺）や太陽（心）に向けて引き出す。大地と天をつなぎ、地の気を「肺」に届ける、解放の主。

白ワイン、コショウも気の解放に貢献して、肝気の巡りをのびやかにし、空（肺と心）に向かう気の流れを促す。白い色（牡蠣の白も）は空に浮かぶ雲を描く「肺」の色。

材料名	性　味	帰　経	効　能
牡蠣	甘鹹／寒	心肝腎	滋陰　補血　安神　補虚損
タマネギ	甘辛／温	肺胃	和胃　降逆　化痰　理気　活血
椎茸	甘／平	胃肝	補気　托透疹
長ネギ	辛／温	肺胃	解表　補陽　散寒　健脾　散結
ニンジン	甘／温	肺脾肝	健脾　消食　滋陰　補血　明目
セロリ	甘苦／涼	肝肺膀胱	平肝　清熱　利湿　治淋　活血
柚子	甘酸／涼（皮は温）	肺脾肝	消食　化痰　解酒毒　理気

日本中医食養学会編著『現代の食卓に生かす「食物性味表」』改訂2版

柚子の黄色は太陽の光の輝き、香りは風の薫りを連想させ、気を巡らせて解放する。

小麦は「脾」を強め、「心」にはゆったりとした力強さを提供する。

以上、「腎」を力強くさせて地の気を育て、それを空に向かって解放させ、「肺」の防御も応援し、結果として「心」を豊かにする構成。

食事の中にある大自然のジオラマを感じて楽しんでもらいたい。

鶏と栗の白ワイン煮

◎薬膳の施膳方針：温中健胃・補腎益精

【材料／4人分】

鶏もも肉骨つきぶつ切り　600g、栗　12個、タマネギ　3個、クランベリー　60g、白ワイン　200cc、鶏ガラスープ　100cc、油　適量、天然塩　適量

【つくり方】

❶鶏肉に塩（分量外）を振ってしばらくおく。水気をよく拭き取る。

❷鍋を熱し、油をひいたら❶の鶏肉を皮目から入れ、鶏肉の表面に焼き色がついたら取り出す。
❸鍋に油をひき、スライスしたタマネギを飴色になるまでじっくり炒める。
❹❸に、❷の鶏肉を戻し入れ栗、クランベリー、鶏ガラスープ、白ワインも入れてふたをして煮込む。
❺塩で味をととのえる。

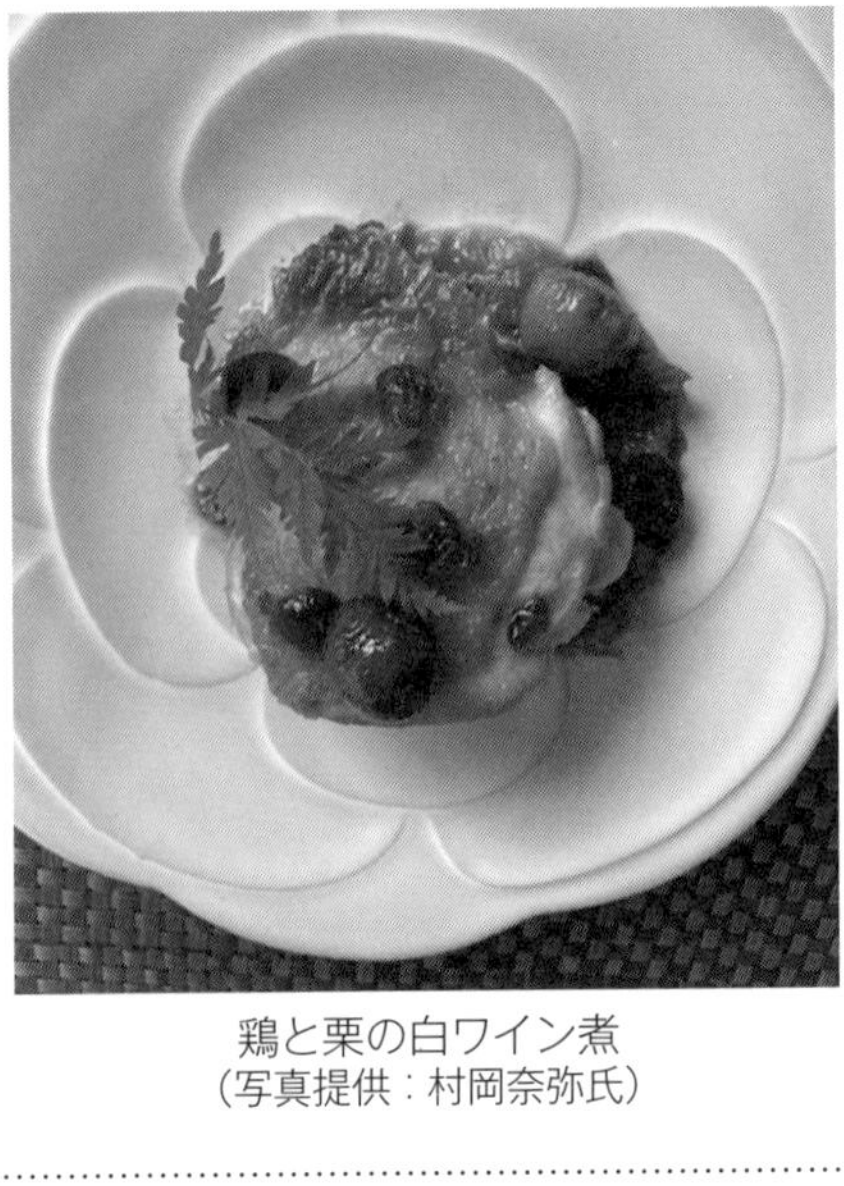
鶏と栗の白ワイン煮
（写真提供：村岡奈弥氏）

◎作用の解説
栗は腎気と脾気を充実させる。鶏肉は脾気を盛り立て、腎精も豊かにする。両者とも身体を温める。骨つきや塩（鹹味）処理することで、腎気の充実をさらに強化する。

クランベリー、白ワインの脾気盛り立ての作用と身体を潤す作用で、腎気を地固めする。酸味には地の気（腎気）を引き出し、肝気を助ける作用もある。

タマネギの気を巡らせる作用は、地の気を解放させる。タマネギの白や辛味は「肺」に通じる。タマネギをじっくり炒めたり鶏皮に焦げ目をつけたりすることで、脾胃に優しくなる。焦がすことで「心」への親和性を強める。

クランベリーの赤色は「心」を象徴する色。ワインの原料であるブドウは太陽の恵みの象徴。健脾滋陰とともに太陽のエネルギーを「心」に媒介する。

以上、腎気の地固めを主体に、「肺」の陽気を引き出す作用で地（腎・脾）と太陽（心）をつなぐ構成。

材料名	性味	帰経	効能
鶏肉	甘／温	脾胃	温中　補気　益精　填髄　降逆
栗	甘（微鹹）／温	脾胃腎	益胃　健脾　補腎　強筋　活血 止血　止咳　化痰　健脳
タマネギ	甘辛／温	肺胃	和胃　降逆　化痰　理気　活血
クランベリー	酸甘／平	心肝腎	活血　化痰　消食　健胃　止渇
白ワイン	辛酸甘／温	心肝脾肺	健脾　滋陰　理気　安神

日本中医食養学会編著『現代の食卓に生かす「食物性味表」』改訂2版

海老のオレンジ煮　クレソン添え

◎薬膳の施膳方針：補腎助陽

【材料／4人分】

海老（殻つき）　12尾（背を開き、背わたをとる）、長ネギ（みじん切り）　大さじ4、生姜（みじん切り）　大さじ3、クレソン　1／2束、オレンジ（しぼり汁）　150cc

〈合わせ調味料〉

陳皮　小さじ1、砂糖　大さじ1～2、醤油　大さじ1＋1／2、酒　少々、鶏ガラスープ　100cc　油・塩　適量、水溶き片栗粉　大さじ1の片栗粉を同量の水で溶く、ゴマ油　適量

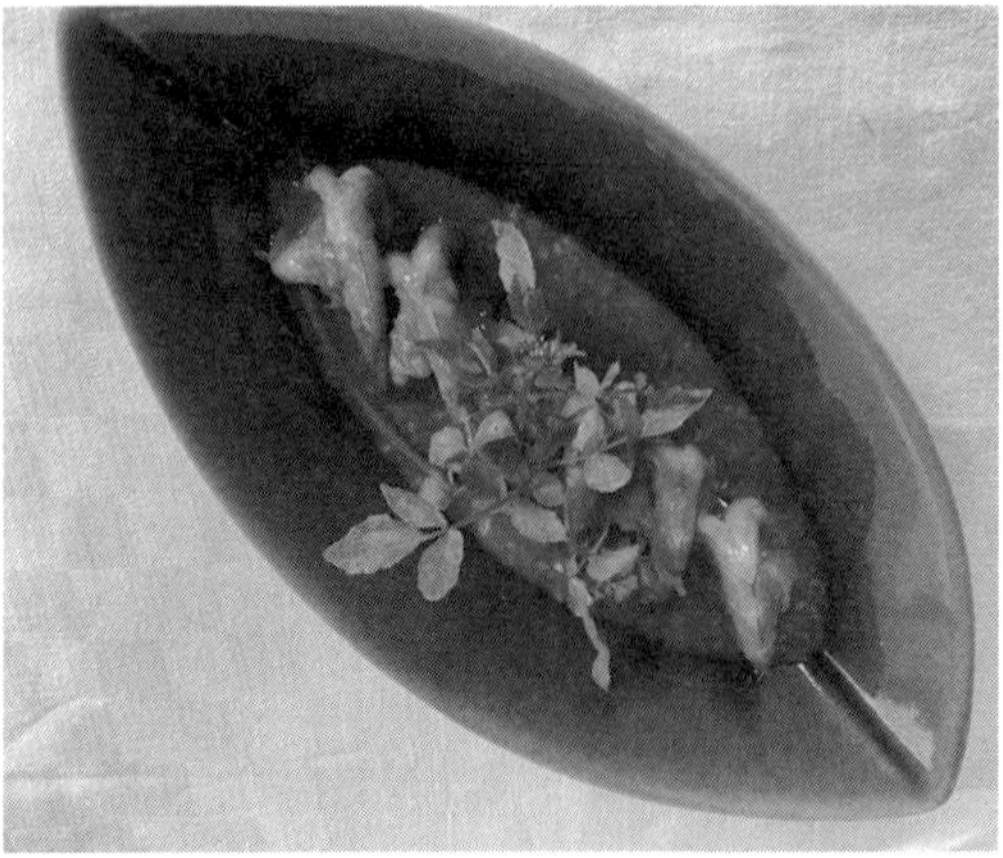

海老のオレンジ煮　クレソン添え
（写真提供：村岡奈弥氏）

【つくり方】

❶海老は塩・片栗粉（分量外）で洗い、酒（分量外）をまぶしておく。

❷中華鍋を熱し、油をひいて❶の海老を炒め、取り出す。

❸❷の鍋を再び熱し、長ネギ、生姜を炒め、香りが立ったら海老を戻し入れ、オレンジのしぼり汁、合わせ調味料を入れ、沸騰させる。

❹塩で味をととのえ、水溶き片栗粉でとろみをつけたらゴマ油を鍋肌から回し入れる。

❺器に盛りつけ、クレソンを添える。

◎作用の解説

海老は腎気を育て、同時に「脾」も強め、赤色で心気にスイッチを入れる優れもの。

片栗粉も「腎」と「脾」をサポートする。

長ネギ、生姜は脾気を引き出し「肺」に到達させ発散する「肺」の免疫の助っ人。

オレンジ、陳皮の柑橘系は、酸味の芳香性で脾気を発散。

太陽の化身オレンジと陳皮の香り、生姜の発散で、天空の風の存在を具現化して、気を解放する。

クレソンは肝気の化身。気血を巡らせ、肺に潤いを提供し、地の気を発散させる。

ゴマ油は腎気につながるゴマの油性成分で、腎気が風に乗って太陽に届くイメージ。脾気を広がらせる。

以上、「腎」と「心」を補強し、そのつなぎを芳香性豊かな食材で、風のように軽やかに。

こんなふうに、調理や食事を楽しめると、次の食卓に向かう時間がワクワクして待ち遠しくなり、裏の免疫も、表の免疫も活き活きしますね。

材料名	性味	帰経	効能
海老	甘鹹／温	肝腎胃	補腎　補陽　補気　開胃　祛風　通乳
オレンジ	甘酸／涼	肺胃	開胃　寛中　健脾　潤肺　止渇　解酒毒
陳皮	辛苦／温	脾肺	理気　調中　燥湿　化痰
長ネギ	辛／温	肺胃	解表　補陽　散寒　健脾　散結
生姜	辛／温	脾胃肺	化痰　止咳　解表　散寒　健脾　解毒　温中　止嘔
クレソン	甘／微寒	肺肝	平肝　清熱　潤肺　利水　活血　止血

日本中医食養学会編著『現代の食卓に生かす「食物性味表」』改訂2版

（6）自分を知って自分に合う食べものをみつけよう

食材の身体への作用を考えると、同じ食べものでも、その作用の性質と身体の特徴との関係で、ある人にとってよいものでも、別の人にとってよいとはかぎりません。

身体の水の状態を例にとれば、「豚肉、鶏卵、牛乳、もち米、小麦、ニンジン、豆腐、ハチミツ、トマト、ハマグリ、ホタテ貝、梅、桃、枇杷、梨、バナナ、グレープフルーツ」など「身体の水を増やす」作用を持つ食べものは、肌がカサついて困るような、身体が乾燥気味の人にはお勧めですが、身体に水が過剰でむくみがちな人には控えてもらいたい食べものになります。同じように、「豚レバー、唐辛子、カブ、ゴボウ、小豆、そら豆、カボチャ、アユ、タイ、アワビ、サクランボ、ブドウ、イチゴ」など「余分な水を解消する」食べものは、水の過剰な人にはお勧めですが、乾燥傾向の人には控えて欲しいものになります。

冷え症の人が、冷やす作用のある食べものや飲みものをたくさん摂りすぎると、身体はさらに冷えてはたらきが低下します。逆に、身体がほてり気味の人がニンニクや唐辛子な

表２　舌の様子と熱や水の過不足

熱・水の様子 ＼ 舌の様子	熱		水	
	過剰	不足	過剰	不足
舌の厚み・大きさ	（いろいろ）	張りがない	厚く大きい	薄く小さい・裂ける
舌の色	赤	白	（特徴なし）	くすんだ赤
舌苔	薄・黄色／無	剥がれる	厚・潤	薄・無・乾燥

ど温める性質の食べものをたくさん食べれば、身体は余計にほてり、身体のはたらきは興奮状態になります。食べものや飲みものの性質を知って、自分の身体の状態との相性を考えることができると、知らず知らずに身体の傾きを強めることが避けられます。

自分に合う食べものをみつけるためには、まず、自分の状態を知らなければなりません。詳細に身体の状態を把握するためには専門的な知識や経験が必要ですが、自分の水や熱の状態を大雑把に知るには、舌の様子が役立ちます。舌に力を入れずにだらんと口から外に出し、鏡で色や大きさ、舌の表面にある舌苔《ぜったい》の色や様子をみてみてください。表にあるような特徴から、熱の過不足、水の過不足を判断することができます（表２）。

診療の現場では、舌だけでなく、顔色や脈やさまざまな自覚症状を含めて身体の状態をもっと詳細に把握します。

(7) 薏苡仁《よくいにん》(ハトムギ)の特性と作用

ウイルスとの闘いに役立つ食材として、薏苡仁《よくいにん》(ハトムギ)があります。薏苡仁はイボの治療によく用いられています。イボは身体に潜むウイルスの一種が原因で起きる皮膚の病気です。薏苡仁の作用は、ウイルスと向き合う「腎」の免疫力を高めるとされています。しかし、迅速で強力な攻撃作用ではないので、ウイルスに感染した、さあどうしようというような感染の急性期の治療に使うものではなく、普段から取り入れることで免疫の基礎力を持ち上げる予防目的の使い方にふさわしいものです。

ハトムギ茶(健康食品)としてよく販売されていますが、ハトムギ茶や健康茶という名称の製品でも、ドクダミやアロエなど身体を冷やす作用の強いものが一緒に配合されていることが多いので、腎陽を守り腎気を盛り立てるには不向きになることも多いので注意が必要です。薏苡仁自体の「腎」の免疫力を高める作用は確かめられていて、イボの治療に保険適用となっている他、がんの漢方治療に組み入れることもします。健康食品の他、医療用として煎じ生薬《しょうやく》や生薬末、ヨクイニンエキス製剤が散剤や錠剤の形であります。

(8) 板藍根《ばんらんこん》の特性と作用

健康食品と位置づけられている板藍根《ばんらんこん》には、清熱解毒と呼ばれる抗菌・抗ウイルス作用があるとされています。ウイルス感染症には、予防目的やある程度の治療効果も期待できるものです。細菌、ウイルスを攻撃するとともに、炎症を鎮め、免疫力を向上させることが期待されます。感冒(かぜ)の他、各種の感染症、感染性の下痢、各種のウイルス感染、ヘルペス性の口内炎、イボなどに、湯に溶かしてうがいするように口腔内や喉を潤しながら服用すると効果的です。種々のメーカーの製品が市販されていて、薬局などで入手することができます。顆粒状のエキス剤の他、錠剤やトローチ状の製品もあります。

第8章

最後の仕上げ

1 内外をつなぐ巡りのための陽気

「腎《じん》」の力を免疫力に活かすには、「腎」の力を外に引き出さなければなりません。地中の種から、春の陽気や暖かい太陽に導かれて地上に芽が出るように、身体の内側に蓄えられた力を引き出すのは、明るく、躍動感にあふれた外に向かう「陽」の力です。季節で言えば春や夏のような状態です。草木の萌えいずる春や太陽の燃えさかる夏は、生命力にあふれているように、陽気によって、身体にも生命力が広がり、身体の隅々、体表にまで防御の力が発揮されます。

東洋医学では、春の空気や明るく暖かい太陽の存在に相当するのが「肝」や「心《しん》」のはたらきと考えています。

「肝」は感情や情緒と関係が深く、生命力をのびやかにします。気分がいいと元気になったり、身体が軽く感じられたりするのは、「肝」が陽気を巡らせるからです。「肝」のはたらきは樹木が芽生えたり枝葉を伸び広げたりする様子と似ていて、春の性質と関係しています。現代医学で言う、自律神経系の作用と関連が深く、特に交感神経系のはたらきに関係しています。身体に躍動感を生み出します。

「心」は意識や知性など大脳の持つ機能に関係が深く、身体の状態や環境条件に合わせて、身体のいろいろな機能を統括する役目を持っています。そのはたらきによって生命活動に活発さを与えます。「心」のはたらきは太陽の光や熱の作用と似ていて、夏の性質と関連しています。夏には気力が充実して自然と活動性が高まるのは、「心」のはたらきが充実するからです。「心」は喜びの感情と関連が深く、嬉しいときに胸が高鳴り、顔色が良くなるのも、「心」のはたらきと関係しています。

「肝」や「心」は、活動を盛んにさせる性質を持っていて、「陽」に属します。明るい気持ち、軽い気持ち、陽性の感情と相性がよいので、物事を肯定的に前向きに考える習慣を持つことで、「肝」や「心」のはたらきが充実します。

表の免疫戦略でも登場したように、くよくよすることや、恨み、妬みなど陰湿な感情をできるだけ排除して、春や夏に似合うような陽気な気持ちでいられるように工夫することは、内側から表に向かう流れを盛んにさせて、表の攻撃力を強めることに役立ちますし、内側にある腎気を引き出すことにも貢献し、さらには腎気の力そのものを強くすることにも直接役立つので、裏の免疫の強化にもつながります。

このように、「肺」や「腎」を力強くさせる取組みの仕上げとして、「肝」や「心」の有り様は大変重要な要素です。この2つが順調に機能することで、身体の内外をつなぐ巡りを盛んにさせ、身体の奥深く蓄えられた「腎」の力が、体表で身体を守る「肺」まで届き、裏と表がつながれた表裏一体の防衛力がウイルスから身体を守ります。

運動や睡眠で強めた「腎」の免疫力を、ワクワク、ウキウキ気分で引き出して、身体に潜むウイルスをやっつけ、表では「肺」が追い返すといった2つの免疫力の仕上げに、陽気な気分が貢献するのです。

2 明るく、軽く、楽しく、歩くの「四重く」

肺気が充実して表を守り、腎気も底力をつけて本丸の闘いに備えています。深部と表層をつなぐ巡りも順調です。役者は揃い、ウイルスとの闘いの準備はととのいました。

この免疫の舞台の幕を開け、免疫力を闘争モードにするスイッチを入れるのは、最後の仕上げの、ウキウキ、ワクワク、軽やかで明るい陽気な気分です。

密やかで静かな闇に、明るい光が差して軽やかな躍動の世界に変わるように、身体の中の太陽に相当する「心《しん》」が、身体の海や湖に相当する「腎」を温め、深部から腎気を引き出して、身体中に作用させます。水が動き、血液を巡らせ、「気」が心地よい風のように全身に広がります。

「心《しん》」は大脳のはたらきで、「心《こころ》」でもあります。私たちがこころの中でどんな世界を描いているか、こころの世界が、身体に反映されます。「心《しん》」は喜びの感情と関係が深く、喜びを感じることで「心《しん》」が輝き、光を、熱を身体に放ち、それを受けて身体は軽やかに、活き活きと動けるようになります。こころに明るい世界があれば、その光が照らす明日の世界も、つらさや苦しみはあっても、照らされた部分は光り輝いて、明日が来るのが待ち遠しいというワクワク気分になります。軽やかにこころが弾み、身体もじっとしていられず何となく動いてしまう、大地から湧き立つものが大空に向かって広がるような陽気の世界です。

こんな世界に、ウイルスが入り込めるはずがありません。入り込んだところでいつまでも居座ってはいられません。

暗く、重い苦しい、悲しみや恨みに満ちた陰気な気分で、こもってじっとしているようなこころの世界では、身体の中も冷え固まり、ウイルスと闘えないどころか、ウイルスを呼び込んでしまいます。太陽のない冷たい惑星にいるようなものです。そんな星にいて外敵と向き合えるわけがありません。

私たちが日々の生活を陽気の世界で過ごせるように、こころの世界にいかに「喜び」をつくれるか、それがウイルスに克つ策略の最後の最後の仕上げであり、最強の予防策でもあるのです。

喜びの感情は楽しみにつながります。今が楽しい、明日が楽しみ。今がウキウキ、明日がワクワク。「楽しい」とは「おもしろい」ことと思われがちですが、「気楽」という言葉にも「楽」が使われているように、苦しくない、つらくない、楽《らく》でいられることを意味しています。特別なことを考えたり、努力しなくても楽々と生きていられる様子が「楽しい」のです。楽な気持ちのときは、こころが固定されていないので、身体も固定されません。ゆらゆらと揺れるように、一番快適な状態に自然になるように、気持ちも身体も自由に動けるのです。

明るい朝に目覚め、明るい気持ちで起き出して、見た目も明るい表情で、明るい時間に動きましょう。

陽気な気分で気持ちも軽く、外に広がる姿勢と力で身体も軽く動きましょう、空腹を感じる胃も重くならないように軽い食事を摂りましょう。軽い足取りで段差を歩く「段差

er」（128頁）になりましょう。

明るく、軽く歩くことは、楽しく感じます。楽しいことに向き合うと、自然と表情も明るくなり、身振りも軽くなります。頭で考えた食事でなく、美味しそうなもの、美味しい匂いのするもの、見た目も美味しく感じるものを食べることは、なんと楽しい食事でしょう。明るい太陽とともにウキウキ軽やかに動いた楽しい一日が終わると、静かなおだやかな夜がやってきます。心地よい疲れが、またやってくる明日を楽しみにしながら、「陰《かげ》の活動」へと身体を導いてくれます。

こんな世界をイメージしつつ、ウイルスと向き合う策略の最後の仕上げに、気分を「明るく、軽く、楽しく、歩く」の「四重く」を胸に刻んで、免疫を育む毎日を送りましょう。

第9章 漢方薬での予防と治療

生活の中での取組みについてあれこれ考えてきましたが、漢方治療の現場でも、同様の考え方を活かして、漢方薬という手段でウイルス感染症の治療や予防に取り組んでいます。

1 一人ひとりに応じて組み合わせる漢方薬

最近は漢方薬の情報もインターネットや書籍などでたくさん提供されています。病名に応じた漢方薬の使い方や、症状の組合わせで漢方薬を選ぶことが、誰にでも簡単にできる時代になったようにも感じられます。

しかし、漢方薬は、一人ひとりの違いに応じた東洋医学の考え方に基づいてつくられ、使われる薬です。漢方薬の本来の使い方は、病名や単なる症状の組合わせだけで決まるものではなく、一人ひとりの身体の状態を把握することから始まり、その状態に応じて薬を使い分けるもので、漢方薬だけでなく、生活習慣や食生活の影響まで含めて、病気を解決することが、本来の漢方医療の姿です。

そのためには、体型、姿勢、顔色、表情、話し方、脈の診察、舌の様子、症状以外の普段からのさまざまな身体の様子を聞きだすことで身体全体の状態を把握して、薬の性質、病気の成り立ちなどいろいろなことを専門的に理解して、一人ひとりの身体の状態に合わせた漢方薬の使い方を考えることが必要です。そうした本来の漢方医療を提供するために、東洋医学に興味を持つ多くの医師や薬剤師たちが東洋医学を研究し、互いに情報交換をしながら日常診療の中で経験を積んでいます。身近で気楽に相談できる漢方に詳しい医師や薬剤師を、東洋医学の相談先として持たれることをお勧めします。

医師、薬剤師向けに漢方薬を使ったウイルス感染症への取組みを紹介した内容を『新型ウイルス感染症の治療と予防の漢方戦略――パンデミックから命を守る』（医学と看護社）にまとめて出版しました。ここでその詳細を述べても、薬という手段を用いることが主題ですから、本書の読者の皆さんがそのまま自分で実行できるわけではなく、漢方薬を手に入れるために、医療機関や薬局に行かなければならないので、あまり役に立ちません。ただ、医療として、東洋医学はウイルス感染症とこんなふうに向き合っているんだという姿の一端をご紹介したいと思います。

2 ウイルス感染症予防の漢方薬の考え方

本書の策略同様に、予防の観点からは、表の免疫力を応援するために、「肺」のはたらきを強める漢方薬の使い方を考えます。本来は一人ひとりの問題に応じて漢方薬を使い分けるのですが、ウイルス感染に関して防御策を提供するには、個人差は関係なく、表の免疫力を高めるのに何が必要かを考えて、漢方薬を選択します。

「肺」の力を強める作用を持つものとしてよく知られているのが「黄耆《おうぎ》」という生薬《しょうやく》です。生薬は、薬としての作用を持つ植物や鉱物（ときには動物も）で、いくつもの生薬を組み合わせて漢方薬がつくられます。

表の免疫力には、身体の内側から外に向かう流れも大切で、これを攻撃要素として使います。身体の内側から外に向かう発散作用を持つ生薬として「麻黄《まおう》」「柴胡《さいこ》」などを採用します。本書の表の免疫を増強する策略でも、ネギ、生姜など発散の作用のある食材で排除の力を応援し、同じはたらきかけをしました。実際、生姜は「生姜《しょうきょう》」という生薬として、多くの漢方薬に使われています。

こうした作用を組み合わせて、黄耆や柴胡を含む漢方薬をウイルス感染の予防目的で服用します。この要素を併せ持つものとして補中益気湯《ほちゅうえっきとう》や玉屏風散《ぎょくへいふうさん》という漢方薬などが知られています。

補中益気湯は古代中国、戦乱の時代に、飢えと疲労の中で大規模な感染症が発生して、一族が全滅の危機に陥ったときに考えだされた漢方薬で、多くの人を救いました。外敵と闘う薬の要素で身体をさらに疲弊させるのを避けて、身体の基礎力を強化することで外邪《がいじゃ》と闘う力を育てようとする薬の構成なので、予防の目的に適った漢方薬と言えます。玉屏風散は黄耆を主体として、屏風《びょうぶ》のように外敵を防ぐ、宝石のようにとても優れた方剤という名の通りの構成になっています。

普段からかぜをひきやすい人や毎年インフルエンザにかかる人などには、これらの漢方薬に麻黄附子細辛湯《まおうぶしさいしんとう》や麻杏甘石湯《まきょうかんせきとう》などを合わせます。持病のある人、高齢者など感染リスクの高い人にも、麻黄を含んだ漢方薬を併用します。

補中益気湯や玉屏風散の使用は、予防目的で概ね誰にでも使用できると考えてもよいのですが、他の漢方薬を合わせる場合は、実際の選択には専門的な知識を背景とした判断が必要となるので、冒頭で触れたように、医師や薬剤師と相談して処方を受けてください。

食材に五味《ごみ》の作用や寒涼・燥潤などいろいろ作用があったように、食材と漢方薬の生薬とは同じものが多く、食材の作用以上に作用の強いものや特殊な作用を持った植物、鉱物、動物が生薬として使われているのですから、食材と漢方薬に使われる生薬との間に明確な境界はないと言ってもいいくらいです。本書で提案した表や裏の免疫力を高める食材への考え方は、漢方薬としての考え方が活かされているので、本書の食材の取組みを実践すれば、ウイルス対策の漢方薬を日々服用しているようなものです。

ウイルス対策に限らず「薬食同源《やくしょくどうげん》」という言葉があり、日々口にする食事内容に対して、単にカロリーや栄養成分といった見方だけでなく、食材が身体に与える影響を考慮して、個々人の違いに合わせた向き不向きを考えて、薬を扱うように食材も扱うことが、健康に役立つという考え方があります。この考え方をさらに深めて食事に活かす工夫をするのが薬膳の世界です。

3 治療の漢方薬の考え方

ウイルスに感染した、発症したというときには、予防策と違って本格的な治療が必要になります。そのときの症状に応じて多種多様な漢方薬を使い分けることになるので、具体的な漢方薬の名前をあげて紹介してもあまり意味がないのですが、その共通点として考慮することは、本書で登場した、裏の免疫力を強化する考え方です。

「腎《じん》」の力を強める作用を持つ附子《ぶし》、杜仲《とちゅう》、桑寄生《そうきせい》、乾姜《かんきょう》といった生薬を含む漢方薬を選択肢にあげて採用を検討します。同時に、「腎」の力の援助をする「脾《ひ》」のはたらきを応援する生薬や、ウイルスとの闘いで消耗したものを補うような作用を持つ生薬成分も組み込むように考慮します。

こうした考えを基本構成において、状況に応じて、麻黄や柴胡などの攻撃要素を組み入れたり、発熱の初期には熱を冷ます作用を持つ「石膏《せっこう》」などを組み入れたりして、発症からの時期や症状の程度、様子に応じていろいろ考慮します。

はじめて登場する新型ウイルスに対しては、現代医学では治療法がないので騒がれるのですが、漢方治療では、ウイルスに直接作用させる薬ではなく、ウイルスと闘う身体の力を応援する薬を考えるので、相手がはじめてのウイルスでも、身体を応援するための漢方薬なら（27頁）、新しい薬に頼らなくても、今まで使われてきたものを治療薬として選ぶことができるので、治療法がないという事態にはなりません。

ほとんどの人に共通して使えそうな漢方薬として、大防風湯《だいぼうふうとう》や独活寄生丸《どくかつきせいがん》があり、これを基本に、攻撃要素を強めるためには麻杏甘石湯《まきょうかんせきとう》や神秘湯《しんぴとう》を合わせます。その他の選択肢もあり、予防目的で使うとき以上に専門的な知識をもとにした判断を必要とする選択になるので、漢方治療に詳しい医師、薬剤師への相談が必要です。

治療現場ではこんなことをしている、ということの紹介としてご理解ください。

4 どんな漢方薬もウイルス感染症の薬

治療における漢方薬の取組みを紹介しましたが、予防にしろ、治療にしろ、ウイルスとの闘いに使う漢方薬は、身体の力を引き出すことが主体になっています。ウイルス感染症のための特別な薬でなくても、どんな病気の治療のための漢方薬でも、それで体調が良くなっているのであれば、すべてコロナやインフルエンザなどのウイルス対策の薬として役立っていると考えてよいのです。感染症が心配になって、新たな薬を手に入れようと慌てる必要はないということです。

本格的な治療はともかく、感染予防や発症予防の意味合いからは、身体の条件をよくするはたらきかけは、漢方薬であれ、生活の工夫であれ、すべてそのまま、ウイルスに克つための身体を応援するウイルス対策になっているのです。

特に、身体の力を引き出す最後の仕上げ、「明るく、軽く、楽しく、歩く」は最強のウイルス対策です。

第10章

ウイルスに克つ、そしてウエルエイジング

ウイルスと向き合う姿勢から始まった話でしたが、ウイルス感染症を避けたいと願うそもそもの理由を考えてみましょう。

なぜ、ウイルスに感染したくないのでしょうか？　ウイルスに感染せずにいて、どうしたいのでしょうか？

1 病気を解決する「腎《じん》」

同じ環境で生活して、同じように細菌やウイルスに接しても、病気になる人とならない人がいるのは、身体の内外で身体を防衛している「腎《じん》」や「肺」の強さが違うからです。結局ウイルスから身体を守るのは、薬ではなく身体の力です。表の免疫を担う「肺」と協力しながら、内側でウイルスと向き合う命にかかわる裏の免疫を担う「腎」のはたらきのおかげで、侵入されたウイルスから命を守り、それだけ長生きに貢献できるわけです。

この策略の柱になる「腎」の裏の免疫力は、ウイルスなど外から侵入したものを解決するだけではなく、身体の内側で発生して命を脅かすものを解決する力にもなります。その代表が悪性腫瘍です。

悪性腫瘍は種々の有害物質が原因になることも含んで、自分の身体の細胞の遺伝子情報が乱れることで変質した細胞ががん細胞となり、身体の事情を無視して勝手に増殖したり、身体の中を移動した先で増殖したりすることで命を脅かす病気です。遺伝子に組み込まれた細胞の情報は「腎」のはたらきと関係が深いので、がん細胞は「腎」のはたらきが乱れた細胞と考えることができます。

身体には少なからずがん細胞が発生していて、がん細胞が小さいうちに免疫力が解決することでがんにならずにすむと考えられています。この免疫力が「腎」の力です。加齢とともにがんが増えるのは、年齢とともに「腎」の力が弱まることが一つの原因です。がん細胞は外邪《がいじゃ》ではありませんが、排除できない身体の内側での問題を解決する「腎」の裏の防衛力が発揮され、正常な腎気で悪性腫瘍の解決に貢献します。乱れた「腎」を持つ細胞を、身体の正常な「腎」のはたらきが抑え込んで、がんを解決するのです。

がんに限らず、身体内で発生する多くの病気に対しても、「腎」の裏の免疫力が発揮されその解決に活躍します。本書の「腎」の力を強める策略は、いろいろなものから命を守ることに貢献します。

2 「腎」は身体のすべての機能の根源

本書の取組みで強化する「腎」は、生命力そのものを底辺で支えていて、身体のさまざまなはたらきの土台になっています。病気を遠ざけることで長生きできるだけでなく、命そのものが力強くなって、長生きに貢献します。

「腎」は骨の発育や維持、歯、髪などと関係が深く（101頁）、性機能や生殖機能、大小便の排泄、耳のはたらき、大脳の形成とも深くかかわっています。老化現象と言えばインポテンツ、早漏、閉経、更年期などの生殖機能異常の他、夜尿、頻尿、失禁、排尿の勢いがない、耳が遠くなる、健忘や認知症などが思い浮かびますが、こうした老化でみられる身体の変化や症状のほとんどが「腎」のはたらきと関係している機能の異常です。

このような「腎」と直接関係する身体のはたらきだけでなく、「腎」に蓄えられている熱や水によって、身体中のいろいろなはたらきが順調に機能します。「腎」の状態の善し悪しは、日々の身体の状態を支える身体全体のはたらきの良し悪しに直結するのです。

病気の解決や一生の変化をつかさどる「腎」ですから、「腎」の力が強まることで生まれる生命力のゆとりが長生きにつながります。しかもいろいろな身体のしくみを順調にする力にもなるので、長生き以前に、今日一日をよりよい状態でいられることになり、今を元気に、快適に生きることができるのです。

「腎」の力を強める本書の策略は、この意味からも、身体全体の力強さにつながることが期待できます。ウイルスと向き合うことが目的で取り組んだ策略が、その目的以外のよいこともつくってくれるとは、なんとも嬉しい策略で、実践し甲斐がありますね。

3 生きるということ

ウイルスから命を守るのは、もちろん、生き続けたいからです。では、「生きる」とはそもそもどういうことでしょう?

東洋医学で身体のことをあれこれと考えるようになって気づいたことは、身体は日々変化していて、一日たりとも同じ状態でいることはないということです。言われてみると当たり前のことなのですが、意外とこのことを忘れているときが多いのです。歳をとってくると「今まではこんなことなかった」という台詞が多くなるように、今日の状態が明日も続いて当たり前という意識で現代人は今日を生きています。

私たちの一生を考えてみれば、この世に誕生して、よちよち歩きの子がたくましく走れるようになったり、「まんま」しか言えない幼子がペラペラと何カ国語も話せるようになったり、人の身体の姿やはたらきは、年齢とともに常に変化しています。若い人の変化は「成長」と言って喜ばしい意味を感じさせてくれますが、この変化が壮年期につながり、加齢とともにやがて足がおぼつかなくなり、話し方もゆっくりになり、物忘れが進み、背中が曲がり、さまざまなはたらきが衰えて、最期を迎えるのです。これを「老衰」や「老化」と称して、忌み嫌われるわけです

「老化」を、「老けた姿に変わる」と読み取ると、高齢者の身体の状態、つまりあらゆる機能が今までよりも低下した状態になるのですから、確かに、悲しい気持ちになってしまいます。

しかし、東洋医学的な目でみれば、一瞬たりとも同じ身体の状態はないのです。そもそも同じ状態でいるのが当たり前なら、私たちはいつまでも生まれたときの赤ん坊のままで一生を終わることになるのですから、変化して当たり前。変化する体の状態を感じ取ることができなくなったことから、現代人の健康に対する不安が始まっているように思います。

人間に限らず、あらゆる生きものには老化があります。機械や道具にも老朽化があり、自然界を形づくる岩石や鉱物にさえ、風化があります。この世に存在して時間が経過する、年数を重ねるということは、その存在の「始まり」から「終わり」に向けて常に変化し続けていることを意味しています。「老化」を「老いに変わる」ととらず、「老いるとともに変化する」と読み取ると、「老いる」とは衰えることではなく、年齢を重ねることにすぎません。「老化」は、「生きる」中で連続的につながっている「身体の変化」にすぎないのです。生まれてから死ぬまでのすべての経過過程が老化であって、それが「エイジング」の意味です。

「成長」が、ある日を境に突然「老化」に変わるのではなく、成長も老化の一つの姿で、言いかえれば、私たちはこの世に生を受けた途端、死に向かって「老化」という廊下を歩いているようなものなのです。老化とは生きるということに他ならないのです。

4 変化に乗ろう

変化する身体を当たり前のことと思えば、その変化に合わせて生活のしかたや生きる目的を変えることに抵抗はありません。身体と生活の折り合いをつけることは、そんなに難しいことでも、つらいことでもないはずです。変化を前提とする東洋医学の目から言えば、明日生きているかどうかは、明日になってみないとわからないものなのです。なぜなら、変化している身体の行き着く先は、間違いなく「死」だからです。

東洋医学では、こうした一生の変化を裏の免疫とかかわる「腎」が管理していると考えています。一生の変化の様子を「生《せい》↓長《ちょう》↓壮《そう》↓老《ろう》↓已《い》」の言葉で表現して、一生の間にこの変化をするのが自然な姿だと考えています（図31）。

変化する姿は自然界にも普通にみられて、その様子は一定に一直線に変化するものでは

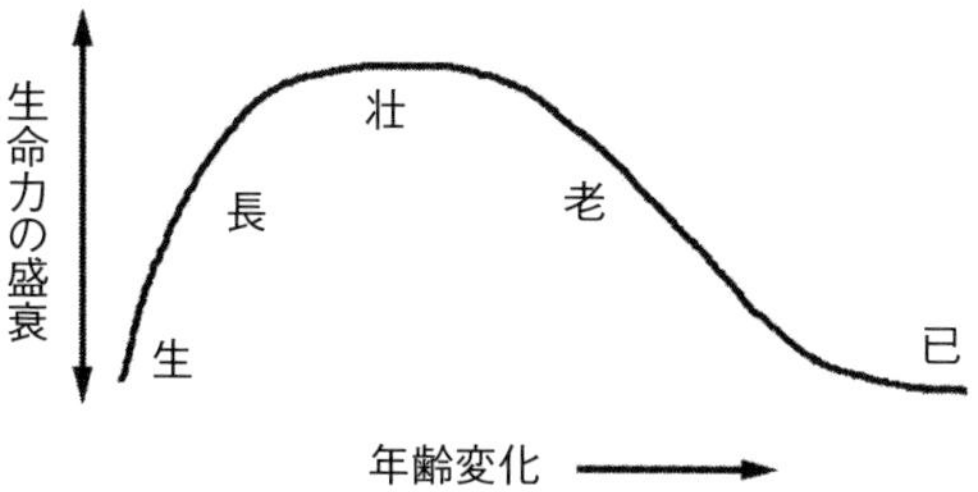

図31　一生の変化（成長・老化）

なく、一日の変化や季節変化で感じられるように、「陰《いん》」と「陽」の2つの特徴が交替で入れ替わりながら変化しています。

春や夏は外に向かい、勢いのある「陽」の性質、秋や冬には、内にこもり静かな重い「陰」の性質がみられます。これが交代しながら1年が繰り返されます。

生・長・壮・老・已でみると、「生」はこの世への誕生を意味します。人生の始まりです。「長」は大きく充実する意味ですから、身体のはたらきや形が日に日に大きく充実するときで成長期です。「壮」は力強く豊かな状態です。生命力のピークで、いわゆる壮年期です。体格も体力も充実し、多少の無理をしてもこたえません。この期間が長いので、人はときどき、自分の体質はこうなんだと、ずっとこの状態が続くんだという錯覚に陥ります。でもやがて

「老」がやってきます。「老」は衰退、縮小を意味します。ここを「老化」と言ってしまうのです。確かにいろいろなはたらきが衰えて、今まで感じなかった身体の不調が次々とあらわれます。この時期に誰もがよく言う台詞が「昔はこんなじゃなかった」です。

しかし、昔の状態はいつまでもは続かないのです。もしもずっと昔が続くなら、私たち人間は、ずっと寝たまま寝返りもうてず、言葉もしゃべれず、空腹になれば手足をばたばたさせて泣くしかない一生を終えることになります。

しかし、どんなに望んでも、そうはなりません。同様に、いつまでも壮年期のままではいられません。それどころか、「老」のままでも終わらないのです。「已」は終わるという意味で死を意味します。どんなに工夫しても、どんなに摂生しても、生命の終焉は必ずやってきます。しかし、それが自然界すべての変化なのです。

人の一生を陰陽の視点から振り返ると、「生」は陽の始まり、「壮」が陽のピーク。「壮」から「老」にかけて徐々に「陽」の衰えと「陰」の特徴を強めながら、終焉に向かいます。季節にたとえれば、春は幼少期、夏は壮年期、秋は更年期、冬は高齢期といったところでしょうか（図32）。

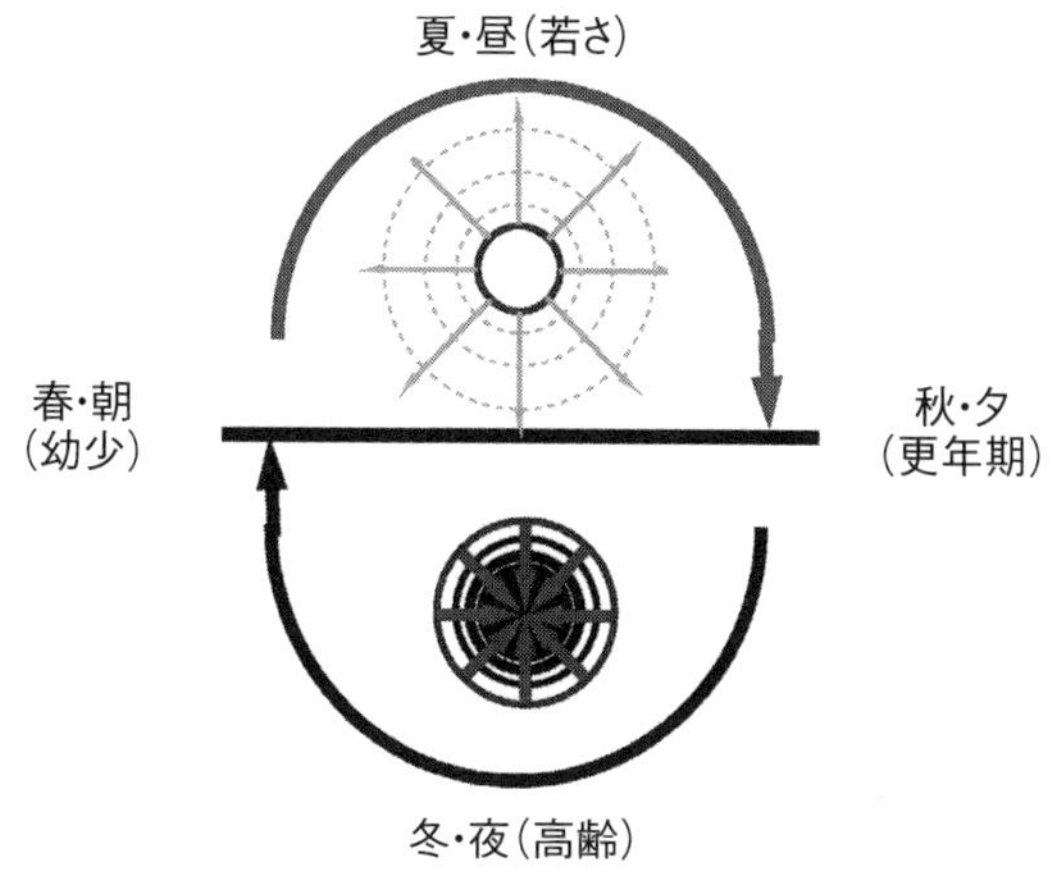

図32　自然の変化と人間の変化

若さは、春や夏の性質、外に向かい、勢いのある「陽」の特性を持つもので、壮年期にそのピークがあるために、「若返り」と言うと、壮年期の状態を維持したり、壮年期の状態に戻ろうとしたりします。

「アンチエイジング」を「老化を避ける」と言えば聞こえがよいですが、年齢とともに変化する自然な姿が「老化」であり「エイジング」なのですから、「アンチ」をつけてこれに対抗し逆らう姿勢は、秋や冬になっても真夏の状態を無理矢理つくろうとする、大変不自然なことに挑んでいるように思えます。

もっとも、現代社会では、エアコンやハウス栽培など人工的な条件をつくってこれを生活上いとも簡単に手に入れているようにも感じますが、生きものとしてはとても不自然な状態におかれることを意味します。

常に変化していることが生きるということならば、年齢ごとに変化するのが自然なあり方で、いつまでも若いままの状態を保とうとすることは、同じ状態にとどまろうとする、生きることを否定する姿勢とも言いかえることができます。ましてや「若さに返る」という変化の逆流は、かえって身体の負担になるはずで、望むべきではないと考えています。

5 「腎」は若さの根源

いかに「腎」を温存したり強めたりすることに努めても、「腎」自体はやがては衰えるものです。それに逆らって「腎」の変化を無理矢理操作することは、生きものとしてとても不自然なことです。では、「若く生きる」ことは諦めるべきでしょうか?

確かに、人生の変化の波のうえで「若い」時間に逆戻りすることはできません。しかし、

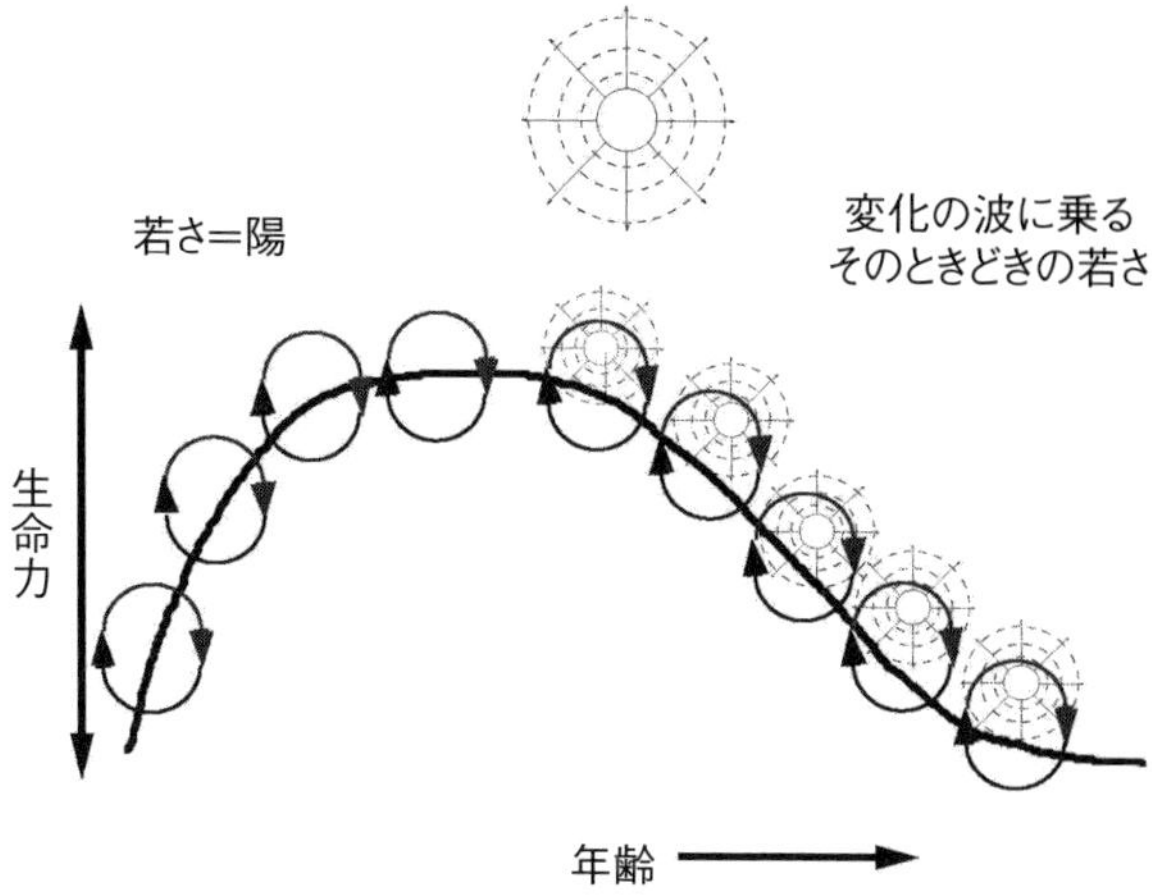

図33　若く生きるウエルエイジング

「若さ」を手に入れることはできるかもしれません。「若さ」とは、成長期から壮年期、季節で言えば春から夏にみられる「陽」の性質を意味しています。

一生の盛衰変化の波の上に、毎年毎年の季節の陰陽の変化があり、さらにその中に、一日の陰陽の変化が隠れています。明るい暖かい日中は「陽」、暗い静かな夜は「陰」の性質で、夏にも冬にも、それぞれの時間の中に一日一日の朝晩の陰陽変化が存在しています（図33）。

となれば、変化を避けて足踏みしたり、逆戻りしたりする若さではなく、老化という一生の変化に乗りつつ、涼しい秋や寒い冬にも温かい明るい昼間があるように、年相応の姿の中で、そのときどきの「若さ」を手に入れることは可能なはずです。無理矢理若さを保ったり、形だけ若さを保とうとしたりするのではなく、年相応の姿の中で生命力の充実とそのときどきに「若々しく」生きることが、ほんとうの「若く生きる」姿だと思います。何より、身体が喜ぶ生き方です。

では、その「若々しさ」とは何でしょう？「陽」の特性を持った、躍動感、明るさ、外に向かったり、上に向かったり、外に広がったりする気持ちや行動、姿勢なのです。その躍動感の底辺に「腎」の力強さがかかわっています。

本書の策略の仕上げにあった、陽気に生きる「軽く、明るく、楽しく、歩く」という「四重く」の取組みが、まさに「若々しさ」を手に入れる手段となり、年齢に関係なく、そのときどきの若々しさを手に入れることを可能にします。生命力の土台を「腎」で豊かに力強くして、その生命力をさらに若く仕上げることができるのです。

老化を予防するということは、老化を避けることではなく、成長・老化という変化の波の中で上手に変化する、言いかえれば、「上手に加齢変化をする」ということです。老人らしく、「若々しく老化する」とも言えます。

6 アンチではなくウエルエイジング

同じような環境で生活していても、寿命や見た目の若さが人によってさまざまなのは、生活習慣の違いの影響もあるでしょうが、土台となる一生の変化を支える「腎」の様子が一人ひとり違うからです。一人ひとりに与えられたもともと持って生まれた「腎」のゆとりに個人差があるのはもちろんですが、生活の中で「腎」の無駄使いをするのか、「腎」を豊かにする習慣を実践するのかが、一生の中で「腎」の様子を大きく変えると感じています。

さらに、その「腎」から若さを引き出す「肝」や「心《しん》」の様子は、まさに一人ひとり違っています。いかに明るく、軽く、楽しく、動けるか。その違いが、同じ土台で生きていても寿命や若さを大きく変えるのでしょう。

老化を避け、年齢変化に逆らって、若返る。そんな姿をイメージさせる「アンチエイジング」という言葉ですが、本書で提案する「腎」を鍛える老化の予防は、老化を避けたり逆流したりする「アンチ」エイジングではなく、そのときどきに若く生きて、上手に加齢変化する「ウエル」エイジングを意味するのです。言葉通り、「心地よく健やかに」「歳を重ねる」ウエルにエイジングするその自然な姿は、その年齢らしい若さを感じさせるとともに、綺麗な姿もみせてくれると思います。

ウエルエイジングは、身体が変化することを前提としています。変化の波に乗ることが大切です。年齢変化に生活を合わせるとともに、毎日の生活の中でも、朝、昼、夜の違いを意識して活動や休息のパターンを考える。食事や生活パターンにも季節の変化を意識して、夏は夏らしく、冬は冬らしく、昼と夜のメリハリをつけ、自然の変化に乗った生活をする。食事内容にも季節の変化を取り入れて、食材やメニューの季節変化を楽しむ。

日中は上向きのスマイルフェイスで背筋や足腰を使って楽しく身体を動かす、夜はのんびり気分で身体を休める睡眠時間を確保する。ネガティブ思考から今日をウキウキ、明日にワクワクの軽やか気分で、毎日を楽しく躍動的に生活する。

そんな毎日の取組みが、体表も内側も免疫力を高め、感染症や病気を遠ざけ、今現在の体調をよくしてくれて、若く、綺麗に生きる「ウエルエイジング」への道を拓いてくれます。

7 人間らしく生きる

こうして生活上のポイントを並べてみると、健康法に限らず、人間が人間らしく生きるということにもつながるように思います。

現代は、人間らしく生きることが難しい時代になっていると言ってもいいかもしれません。もともと人間である私たちが、人間らしく生きるなどという当然のことを、なぜいまさらのように考えなければならないのでしょうか。それは、現代生活の中に生きる私たちが、人間らしさを失っているからに他なりません。人間らしく生きるということは、生きものとしての人間の生活を思いだし、実践するということです。

人間という生きものは、動くことで命を維持する生きものです。使えば使うほど、その機能は進化します。使わずにおけば退化します。道具や機械にまかせれば、身体の力は衰えます。薬や治療に頼るだけでは、内臓の力は衰えます。使うことがはたらきを高めると同時に、異常があればそれもみつけだし、解決のためのはたらきを揺りおこします。

しかし、人間は生きものであり、機械ではありません。どんなはたらきもはたらけば必ず休息を必要とします。それが疲れ感であり、眠気なのです。活動が多くなれば、その分休息も増やしてあげなければ、生きものとしての人間は、バランスを崩してしまいます。

人間らしく生きるには、「身体の声」に耳を傾けることです。社会生活上、その声にしたがうことが無理な場合にも、「身体の声」を理解してあげることは必要です。

人間が科学の力をかりて環境を自由に操ることができるようになると、人間という生きものまでも自分たちの思うままに操ろうとしがちです。ねむくならなければ薬でねむる、食欲がなければ薬で食欲を出す、下痢をすれば薬で止める、便秘をすれば下剤で出す、月経がなければホルモン剤で無理にでも月経をおこす、月経の日が都合悪ければ薬で止めてしまう。自然に閉じようとする生命までも、今の時代は無理矢理この世に引きとどめることさえできるのです。

これではもう、人間という生きものの生活ではありません。こんな馬鹿げたサイボーグのような生き方は、ほんとうに困ったときの一時しのぎだけにしておきたいものです。人間が生きものとしての生き方に忠実になれば、バランスを大きく崩す前に、必ずチェック機構がはたらいて、修復機能が発動されるはずです。その状態は、必ずしも「いつも快調」というわけではありません。下痢や頭痛やいろいろな症状が、出たり消えたり忙しいことでしょう。でもそれは、長くは続かず、ひどくはならず、自力で治せるはずです。しかし、そのためには、身体は休息やその他いろいろな要求をしてくるはずです。もちろんその要求を無視すれば、自力回復の範囲を越え、自力で回復できない状態に陥ってしまうでしょう。体調の悪さを感じるときには、生活のペースを落とし、休息を増やす、これが人間らしい生き方です。体調が悪いとすぐに薬を飲んで、治した気になって同じ生活を続ける、これがサイボーグの生き方で、多くの現代人の生き方でもあります。

さて、ここまで読むと、身体のために生活をコントロールすることが一番重要と考えてしまう人がいるかもしれません。しかし、身体のことを考えるのは、身体を守ることが目的ではないのです。なぜ私たちは健康を大切に考えるのか。なにゆえ、身体をいい状態に保ちたいのか。それは、人生を有意義で充実したものにしたいからです。この世に肉体を持って存在している間に、いろいろなことを学び、実践し、経験することが人生の目的であり、それを可能にするのが身体の役目です。身体をいじめないこと、身体を完全無欠の状態にとっておくことが人生の目的ではありません。

とは言っても、どんな小さなものであっても、病気があるということは鬱陶しいものです。左手の小指がちょっと痛んで使えないだけでも、いかに不便な思いをさせられることか。喉がチリチリとするだけでも、健康のありがたさをしみじみと思い知らされます。ましてや病気が長くなると、誰でも暗い気持ちになります。病気を治すことに一生懸命になるあまり、病気が治らないことには、他のことは何もできないような気持ちになりがちです。しかも本人だけでなく、周り中の人が同じような気持ちにさせられます。病気はうつるんですね。

でも、考えてみてください。生活の中には、身体の状態とはまったく関係なく生活できる部分があるはずです。生活には、①病気のために制約を受ける世界、②病気の影響は受けるけれども支障はない世界、そして③病気のあるなしにはまったく影響を受けない世界という少なくとも3つの世界があるはずです。

ところが、病気や健康意識に生活を乗っ取られている人の心理は、病気があると生活全部がダメになってしまうような気になっているのです。身体の一部の部分的な問題だけで、人間としての世界を全部、暗い闇に葬ってしまっていることに気づかなければなりません。病気の雲が、幸せの陽の光を遮るのは、生活の中のほんの一部だけなのに、全世界がその影に覆われてしまっているように錯覚しているのです。

こうした姿に気がつけば、次にすべきことは、病気とは関係のない生活の存在を意識にしっかりとのぼらせることです。そのことで、病気と関係のない世界をどんどん大きくするのです。もちろん、病気の治療や健康への対策を無視するわけではありません。治療や予防も大切な生活の一部ですが、あくまで「一部にすぎない」という意識をつくることが大切なのです。

人間の身体は、その主である精神の状態に非常に忠実です。気持ちが沈めば身体のはたらきも低下します。気持ちが華やげば、身体のはたらきも活発になります。目の前に嫌なこと、暗いこと、心配ごと、悲しいこと、そんなものがずらりと並んでいたら、誰だって元気がなくなってしまいます。病気のことばかり考えるということは、こうしたマイナスを呼び集めているようなものです。嫌なことにぶつかったら、反対に、いっぱい楽しいことを思い浮かべるようにしなければなりません。明るい話題を捜してみたり、テレビや本で楽しんだりするのも結構です。家族でゲームをしてみたり、美味しいものを食べに行ったりするのもいいでしょう。そのために少々身体の具合が悪くなっても気にしない。その分楽しめて得した気になれるなら、身体に少々悪いことをしてもしようがないぐらいに思ってもいいのではないでしょうか。

楽しさのあふれる家には、どんな病気も長くはいられません。仮に長く居着いたとしても、その勢いは弱いはずです。意識の中に、生活の中に、楽しいこと、明るいことをたくさん増やして、病気と関係のない世界のイメージを広げて、病気を居づらくしてやりましょう。

ご自分の家の居間の様子を頭に描いてみてください。明るい居間がみえますか？　笑い声が聞こえてきますか？　お子さんの笑顔がみえますか？　お母さんは笑っていますか？　お父さんも笑っていますか？　どうか、明るさに満ちた居間の風景が思い浮かぶような生活を、家族みんなで協力してつくりだしてください。みんなでお互いを笑わせられる生活ができたら、ウイルスだって、どんな病気だって出ていってしまいます。

おだやかな表情の人を遠くから眺めるだけで、なんだかほっとした気持ちになったことはありませんか？　明るく幸せな人のそばにいると、周りの人たちにも温かい気持ちが広がります。暗い気持ちの人のそばでは、周りの人も皆、沈んだ気持ちになってしまいます。人の苦悩の表情をみただけで、自分も不安な気持ちにさせられるものです。こころの明るさも、暗さも、人から人へと伝わっていくものです。

楽しい生活を築くことは、ウイルスや病気を追い出すだけの話ではなく、たまたま電車に乗り合わせただけの人にまでも、温かい気持ちを分けることができます。そしてその温かさは、やがてまた、周りの人から自分に返されるものではないでしょうか。

人間らしい生活を忘れた、私たち、現代の人間が、現代生活の中で失っている大きなものは、この、温かさに満ちた意識なのかもしれません。

「陽」の世界をこころにも身体にもつくること、それが本書の策略の柱でした。その策略が、自分の免疫力も、周りの人の「陽」の力も引き出すことができるのです。

8 病と生きること

そもそも死の瞬間の直前まで私たちは生きています。私たちが健康を手に入れたいと考えるのは、その死の直前までの「生きている」時間を充実して快適に有意義に過ごしたいからです。ところがいつの間にか、健康ということが、病気でないということ、異常の指摘をされないことに変わってしまい、病気や不健康な人は死に近づいて、健康な人だけが死と縁のない安全地帯にとどまっていられるような、変な健康観ができ上がってしまいました。

この健康観に意識が支配されると、少しでも異常がみつかると、安全地帯からいきなり病気の世界、いや死の世界と言ってもいいかもしれないような別世界に突き落とされた気になって、死の直前の心理状態でその後の時間をずっと生きることになります。悪くさせないように、良くして元に戻すように、そのことばかりが頭にこびりついて、誰もが等しく生きている「今」の大切な時間を、病気という意識にすべて奪われてしまってはあまりにももったいない。しかも、そうした心理状態は「気」を滞らせて、実際に身体の状態を悪化させ、病気のもとを育ててしまいます。

ときには開き直って、「自分には今日しかない」という気持ちで今日一日を生きてみてはどうでしょう。そうすれば翌朝目覚めたとき、とても得した気分になるはずです。その得した気分は、「今日しかない」かもしれないまたもう一日を、きっと輝かせてくれるはずです。実際、生きるとは、誰にとってもそんな一日の積み重ねであるはず。明日死ぬことを知らずに今日を生きている人、がんや病気になっていることを知らずに生きているがんや病気の人もたくさんいるはずです。病名をもらったり、検査の異常を指摘されたりするだけのことで、今日一日の意味は、生命の意味は、何一つ変わらないのです。

この世で最ももったいない生き方は、手元にあるものには目を向けず、将来失うものにばかりに目を向けて憂えて生きる生き方です。死におびえ、病気を恐れ、死なないように病気にならないように、そんなことだけを考えて生活する生き方です。

健康のために何かをする生活になってしまっては、健康を手に入れることが生活の目的になってしまいます。充実した生活を送るために健康を手に入れるはずなのに、手に入れた健康で実現させる生活の目的が健康を手に入れることでは、何のために今を生きているのかわからなくなってしまいます。今やれることをそっちのけにして、健康を手に入れるためにすべてを費やして、一体どんな生活を手に入れようというのでしょう。健康を手に入れてからの生活が今行なえるのならば、健康でなくても一向にかまわないではないですか。

事実、一つの心配ごとにこだわって串刺しになったこころは、身体の力を引き出す陽気をしぼませ、生きる力を蓄える「腎」から力を引き出せず、病にこころが串刺しになった「患者」になってしまうのです。病気と闘うことは悪くありませんが、病気と闘うだけしかない生き方をする「患者」にはなりたくありません。生きている「今」の行き先がなくなるからです。

9 病気人とは何か

健康とは、病気を持っていないことではなく、仮に病気があっても、今日の生活が邪魔をされていないこと、今日が充実して、機嫌良く自己の目的を達成できた一日であれば、身体の状態がどうであれ、病気ではないと言ってもいいのではないでしょうか。生きている目的が、何かに向かって進むことであるとすれば、病気であろうとなかろうと、進めればいいのであって、病気をなくすこと、病気にならないように生活することだけが生きる目的になってはいけません。病気になることを恐れることはありません。病気に生活を、こころを乗っ取られることこそ、恐れるべきなのです。

「病気人」とは、

病気になるのを恐れて生活を知識で縛り尽くす人。
病気になったと同じ気持ちで毎日過ごす人。
病気を治すことだけを人生の目的にしてしまっている人。

病気が治ったら何をしたいのか、そのしたいことは病気だったらできないのか、工夫次第でできることはないのか、そんな前向きの意識を持てない人。

病気の有無にかかわらず、生活が、こころが、病気に支配されている人。

病気からの脱出を、他力本願に頼る人。

病気に対して自分のできることをまず一番に考えようとしない人。

病気とともに生きることで病気の居場所を少なくしようとできない人。

肉体的には問題がなくても今日の生きる目的を持たず充実した一日を送れない人。

こんな人はみんな「病気人」です。

病気があっても病気から独立した世界を持てる人。

人生をしっかりと歩んでいる人。

こんな人は病気のあるなしにかかわらずどんな状態であれ、「病気人」ではありません。

自然とともに生き、自然に生かされている意識を持つことで「病気人」に縁のない世界に住むことを東洋医学は私たちに訴えかけています。

さいごに

ウイルスとの向き合い方を入口に、身体の持つ力、食べることやねむることの意味、こころの姿や生きることの意義まで、東洋医学の考え方を紹介しながらいろいろなことに話がふくらみました。

話を進める中で、ウイルスを怖がるのも、病気になりたくないのも、結局は楽しく生きたいからではないかと感じるようになりました。

ウイルスにかかったり、病気になったりすることは、もしかしたら、どんなに工夫しても避けられないことかもしれません。

でも、楽しく生きること、生きている間、楽しい気持ちでいることは、身体がどんな状態におかれていようとも、自分自身の工夫次第で、誰にでも手に入れられることではないかという思いが強くなりました。死ぬことが避けられないのは誰もが納得していると思います。でも死ぬ直前まで、死ぬその瞬間すら、楽しく若く生きることは、誰にでも可能なのだと確信しています。その手段は、人に頼らずとも、すでに自分の手の中にあります。

本書の提言が、みえないウイルスに襲われる不安から皆様を解放し、さらに、皆様の元気にあふれる豊かな時をより長く紡ぐことに役立ち、「楽しく若く生きる」ウエルエイジングを手にするきっかけになっていただければ、東洋医学に携わるものとしてこれに勝る喜びはありません。

著者略歴

仙頭　正四郎（せんとう　せいしろう）

1957年生まれ。東京医科歯科大学医学部卒業。同大学院修了。同大学助手を経て、仙頭クリニック開設（文京区大塚）。大阪市福島区にクリニックを移転。一般財団法人高雄病院京都駅前診療所　所長に就任。仙頭クリニックを再開（文京区本郷）。前後して、都立豊島病院、日本医科大学付属第一病院、東京医科歯科大学、順天堂大学などの漢方外来を担当。また、東京医科歯科大学非常勤講師・臨床准教授、順天堂大学医学部非常勤講師　などを勤める。医学博士。日本東洋医学会漢方専門医、日本内科学会認定内科医。
ラジオの健康番組にコメンテーターとして度々出演している。また、医療者向け講演会、市民講座の講師を多数勤める。

著書・編著
『東洋医学ー「人を診る」中国医学のしくみ』新星出版社
『読体術 東洋医学の健康診断』小学館
『漢方で治す子どものアトピー』講談社
『読体術ー体質判別・養生編／病気診断・対策編』農文協
『標準東洋医学』金原出版
『家庭でできる漢方』1～4　農文協
『最新カラー図解　東洋医学の基本としくみ』西東社
『新型コロナ感染症の治療と予防の漢方戦略』医学と看護社
ほか

漢方で免疫力をつける
ウイルス対策からウエルエイジングまで　　健康双書

2020年9月15日　第1刷発行

著者　仙頭　正四郎

発行所　一般社団法人　農山漁村文化協会
郵便番号　107-8668　東京都港区赤坂7丁目6－1
電話　03(3585)1142（営業）　03(3585)1145（編集）
FAX　03(3585)3668　　振替　00120－3－144478
URL http://www.ruralnet.or.jp/

ISBN978-4-540-20145-5　　製作／㈱農文協プロダクション
〈検印廃止〉　　印刷／㈱光陽メディア

製本／根本製本㈱
Printed in Japan　　定価はカバーに表示
乱丁・落丁本はお取り替えいたします。

農文協の図書案内

麹本 KOJI for LIFE

なかじ著

A5判64頁　1300円+税

日本や世界各地で麹つくりの学校を主宰してきた著者が、少量の米と身近な道具で、都会の小さな台所でもできる米麹のつくり方を紹介。甘酒、菩提もとのどぶろく、麹パウダー、稲麹からの麹つくりも（英訳つき）。

白崎裕子の料理とおやつ うかたま連載5年分！

白崎裕子著

B5変型判130頁　1500円+税

「うかたま」掲載の白崎裕子さんのレシピがまとまった一冊。ご飯の炊き方、パンの焼き方から、ケチャップ、カレールウ、レモンだれなどの調味料、植物性素材でつくるクッキー、ケーキ、アイスクリームなど115品。

ひとり料理 超入門 簡単、健康、ときには贅沢

千葉道子著

A5判188頁　1700円+税

「簡単、健康、ときにはリッチに」をコンセプトにした老若男女あらゆる一人暮しの人向け料理入門書。道具の揃え方、献立の基本、だしの取り方からご飯、みそ汁、四季の食材の特徴を活かした総計220種のレシピ。

新 だしの本 毎日のだしから、めんつゆ、濃縮だしまで

千葉道子著

A5判152頁　1400円+税

だし取り上手はお料理上手。各種だし素材の特徴と上手な選び方、とり方、使い方を満載。だしを上手に使えば塩分を少なめにしてもおいしい料理になり、健康にもよい。20種類のたれやドレッシングも楽しく手づくり。

（価格は改定になることがあります）